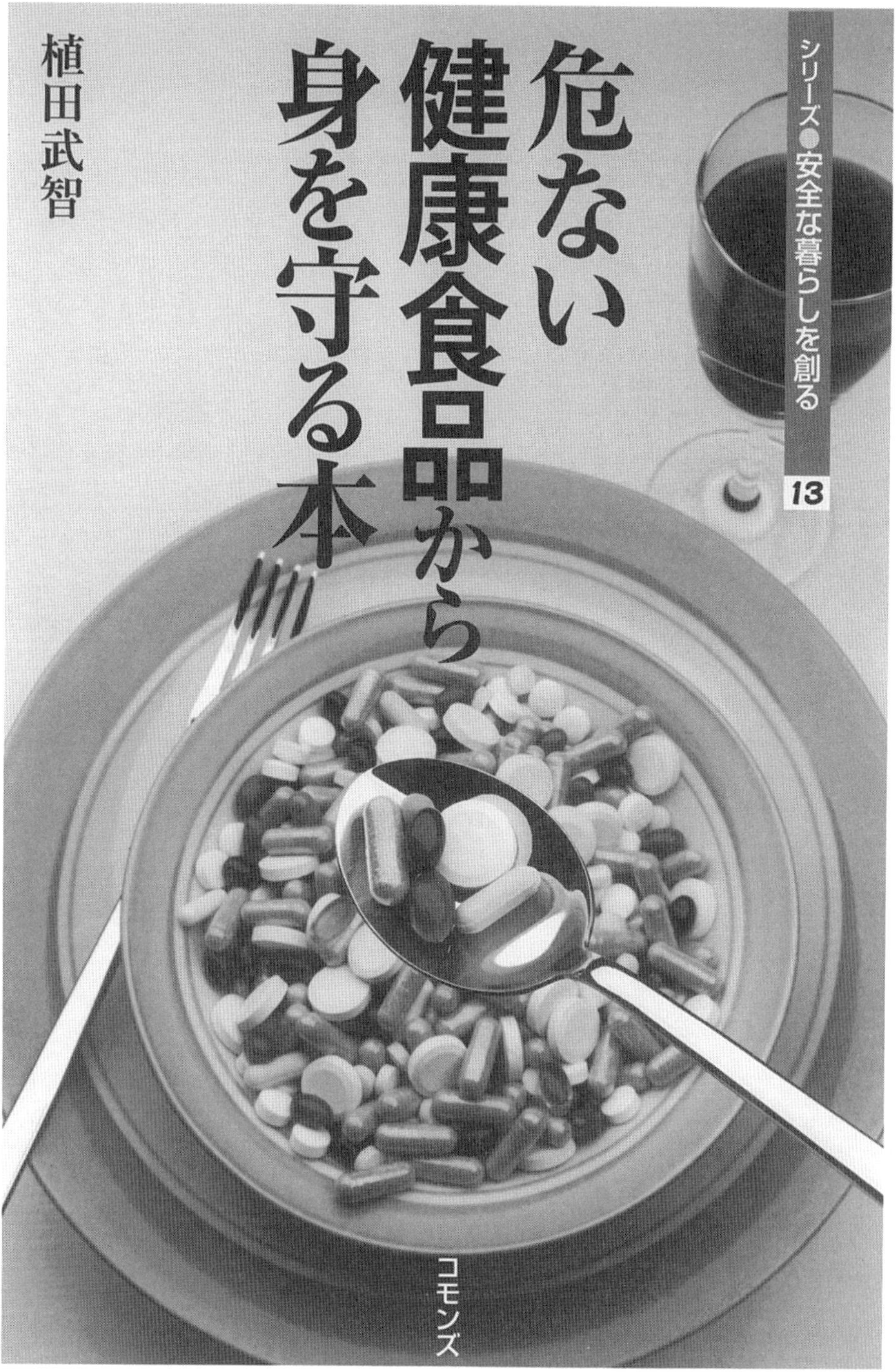
シリーズ●安全な暮らしを創る
13
危ない
健康食品から
身を守る本
植田武智
コモンズ

まえがき

病院で、医師から、こう言われたとします。

「新しい薬があります。まだ人間での効果は証明されていませんが、マウスでは抜群の効果がありました。私もいい薬だと思っています。試してみますか」

あなたは、どうしますか？　ふつうは躊躇しますよね。

では、ドラッグストアで店員から、こう薦められたら、どうするでしょうか。

「医薬品ではなくて健康食品です。ふつうの食品にも微量だけど含まれている成分ですから、安全ですよ。ただ、食事からは効果を期待できるほどの量は摂れないんですよ。試してみますか？」

なんとなく、試してみようかと思うのではないでしょうか？

私たちは一般に、食品として販売されているものを危険だとは思いません。一方、医薬品に対しては、使い方によっては副作用があり、危険だと認識しています。それで、さまざまな効果をうたった健康食品に対して、「食品のように安全で、医薬品のように効果がある」という期待をよせて、安易に使ってみようという気になるのです。

でも、ちょっと待ってください。食品が安全だという根拠は何でしょうか？　それは、長年にわたって食べてきて問題なかったという食経験です。ところが、健康食品のなかには、たとえばイチョウの葉のように、食経験もなく、海外では医薬品として扱われているものもあります。また、コエンザイムQ10のように、食品に含まれているといっても、成分を化学合成してふつうの食事の10倍以上もの量を摂ってしまうものもあります。

これらの商品が本当に安全なのか、医薬品のような証明義務はありません。実際に、健康食品が原因と考えられる健康被害が少なからず報告されています。死亡事故も起きました。健康への特別な効果を期待させる食品が増えてきたことで、食品の安全性が揺らいできているのではないでしょうか。

誰でも、健康であり続けたいという気持ちをもつのは当然です。しかし、それが逆に自分の健康を蝕んでしまいかねないのが現状です。そこで、この本では健康食品でどんな問題が起きてきたのか、日本の制度にはどんな問題があるのかを、わかりやすく説明しました。あわせて、安全性に配慮して健康食品をどう選べばよいのかも示しています。読者の皆さんの健康管理に少しでもお役に立てば幸いです。

なお、本文で使っているサプリメントという言葉は、健康食品のうち錠剤やカプセルなどの形状を指しています。

植田　武智

二〇〇五年一〇月

危ない健康食品から身を守る本●目次

まえがき　2

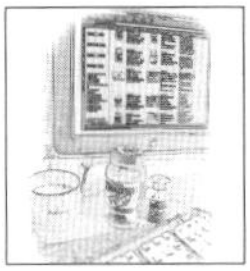

第1章　健康食品で病気になる！　7

1　アマメシバが原因で呼吸困難　8
2　個人輸入ダイエット食品で3人が死亡　12
3　DHCのダイエット用サプリメントで肝機能障害　15
4　「肝臓に効く」ウコンで死亡　18

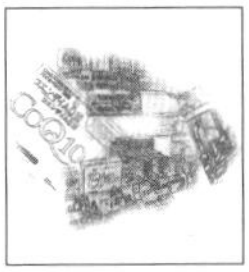

第2章　効かない・売れない医薬品がサプリメントに　21

1　無理に摂っても意味がない　22
2　効かない薬がサプリメントになったコエンザイムQ10　24
3　売れない薬がサプリメントになったα-リポ酸　27

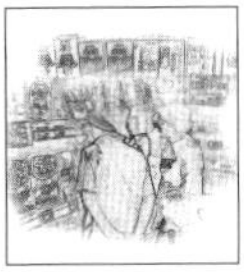

第3章　健康食品制度のここが問題　31

1　一般用医薬品の2・7倍の市場規模に成長　32
2　健康食品って何だ？　36

3 ビタミンやミネラルなどを補充する栄養機能食品 41
4 過剰な期待は禁物の特定保健用食品 46
5 危険な「いわゆる健康食品」 50
6 「いわゆる健康食品」は8割以上が表示違反 55
7 本当は被害は少なくない 59

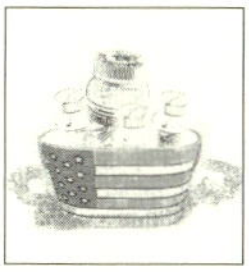

第4章 外国ではどう規制されているのか 63
1 サプリメント天国アメリカの悲劇 64
2 医薬品として規制するカナダ 76
3 EUの基本は医薬品としての規制 78
4 外国の規制から学ぶべきこと 80

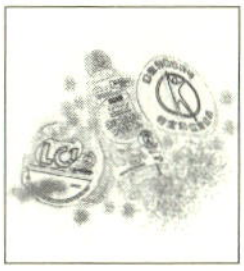

第5章 制度改正で安全になったのか 83
1 「いわゆる健康食品」をどう取り扱うか 84
2 特定保健用食品制度の規制緩和 86
3 悪用を防ぐための栄養機能食品の制度改正 88
4 強制力のない「いわゆる健康食品」のガイドライン 90

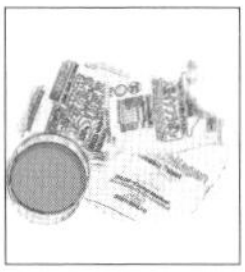

第6章　あなたの食べている健康食品は大丈夫？　93
1　薬の作用に影響する　94
2　脂肪がつきにくい花王のエコナに発ガン性の疑い　100
3　ビタミンの摂りすぎは危険　103
4　飲むヒアルロン酸で肌はうるおうか？　106
5　グルコサミン・コンドロイチンでぜんそくが悪化　108
6　サメの軟骨にガンの抑制効果は本当にあるのか　110
7　大豆イソフラボンの環境ホルモン作用　112

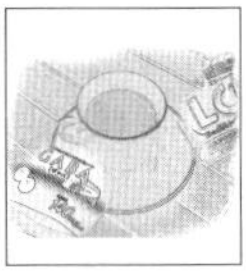

第7章　健康食品と安全に付き合うために　115
1　制度の改正が必要　116
2　健康情報の真偽を自分で調べる　119
3　気軽に相談できる専門家をもつ　124

健康食品の有効性を評価するフローチャート　126
健康食品に関する年表　127

装幀・イラスト　日高真澄

第1章

健康食品で病気になる！

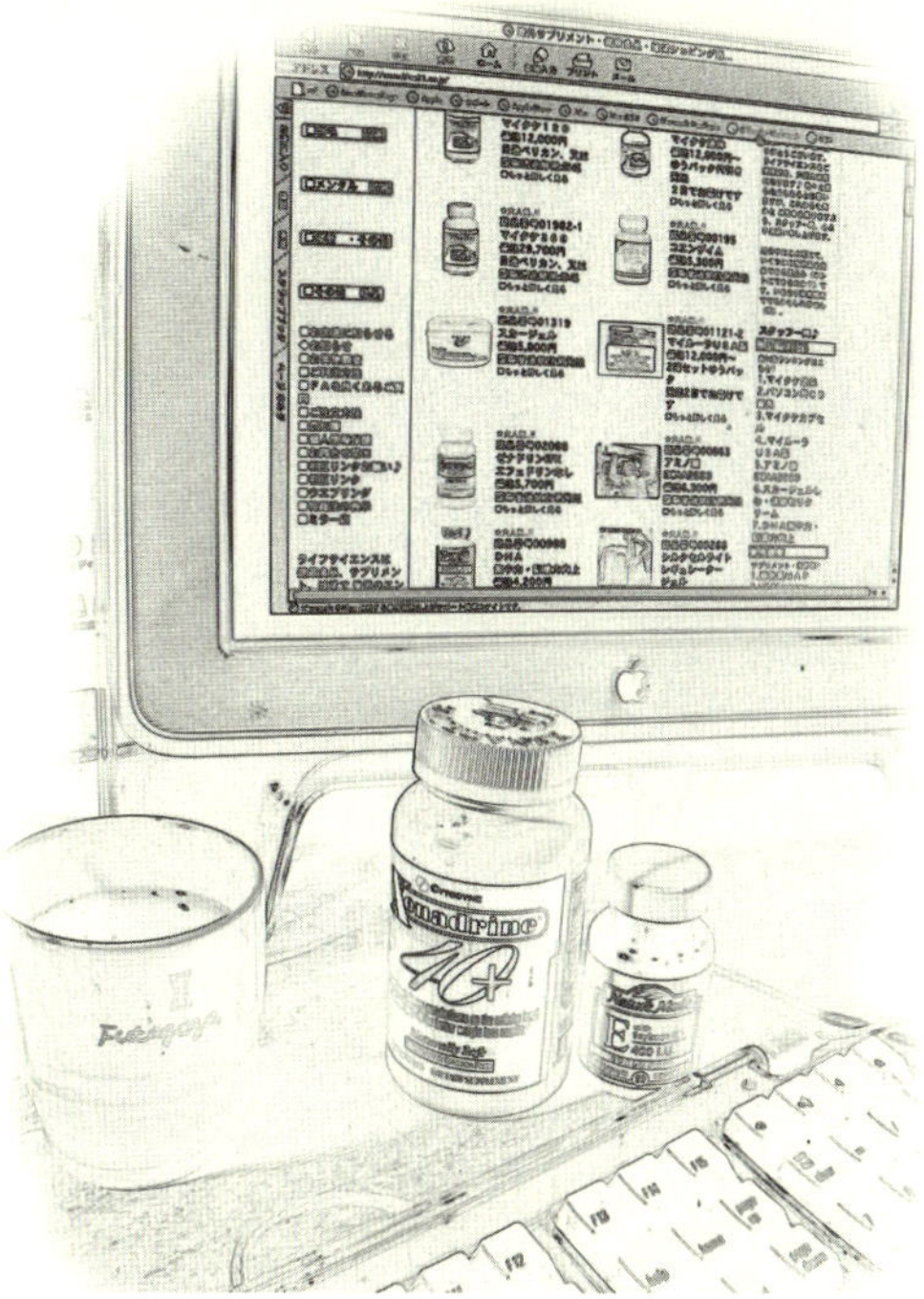

1　アマメシバが原因で呼吸困難

雑誌の記事を信じて注文

名古屋市に住む斉藤明子さん（仮名、当時72歳）は01年8月、主婦の友社が発行する月刊誌『健康』（01年9月号）の「あまめしばの大評判効果」という特集記事を読み、つぎのような見出しに興味を引かれました。


「生活習慣病を防ぐ新野菜」

「17kgのダイエットにも成功した」

「便秘が解消した！　カイヨウが治った！　神経痛が改善した！」

「末期ガンだった義母も驚くほど元気になった」

「肌もツルツルの美肌になり、花粉症も軽快」


そこで、記事で紹介されていたクシ・インターナショナル（株）（当時、現エイ・エス・ティー・シー社）の久司道夫のあまめしばという粉末商品を注文。さらに、日ごろ食が細く、疲労感をよく訴えていた娘の友子さん（仮名、当時50歳）にも薦めて、9月からいっしょに摂取しました。

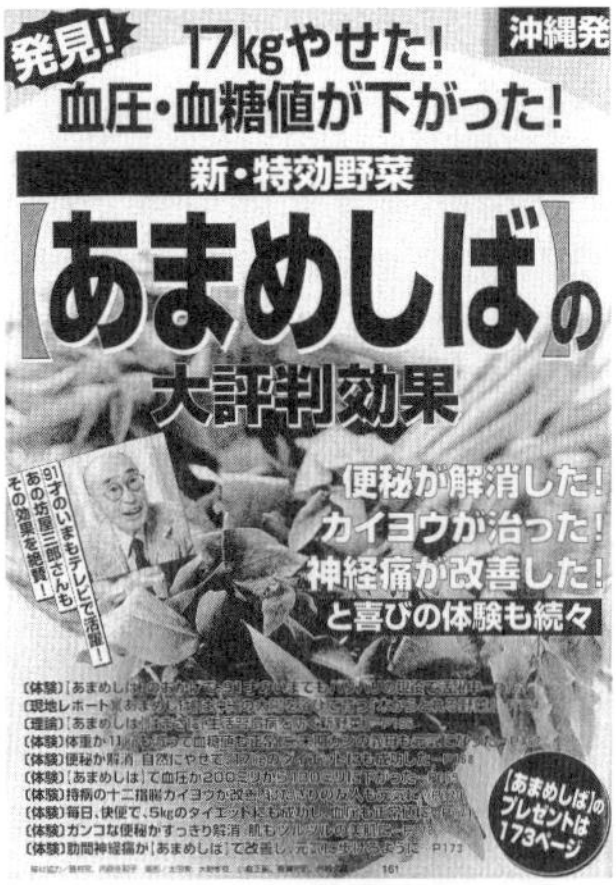
発見！
17kgやせた！
血圧・血糖値が下がった！
沖縄発
新・特効野菜
【あまめしば】の
大評判効果
便秘が解消した！
カイヨウが治った！
神経痛が改善した！
と喜びの体験も続々
「あまめしば」のプレゼントは173ページ
『健康』01年9月号の中見出しページ

ところが、飲み出して5カ月が経った翌年2月ごろから、友子さんが息切れや呼吸困難を訴えはじめます。3月になって近くの病院を受診したところ、気管支ぜんそくと診断されました。その後も症状は進行し、4月10日には発作が起きて呼吸困難になり、救急車で名古屋大学付属病院へ運ばれて入院。検査の結果、「閉塞性細気管支炎（末端の気管支に炎症が起こり、ふさがることで、呼吸困難になる）」だと判明しました。

寝たきり状態に

友子さんは少し動くだけで呼吸困難になり、ほとんど寝たきりの状態。酸素ボンベを常備し、トイレへの移動も介護を必要としています。

母親の明子さんも7月に息切れを感じ、同じ名古屋大学付属病院を受診。やはり、閉塞性細気管支炎と診断されました。症状は友子さんより軽いものの、ちょっと動くだけで息切れがし、日常的な家事にも支障があるほどです。

斉藤さん親子以外にも、被害の発生が報告されています。鹿児島県に住む40代の女性が02年12月から03年4月までアマメシバを摂取し、同じ病気で入院しました。その後、非常に珍しい病気で診断がむずかしいため、誤ってぜんそくや気管支炎と診断されているケースも多いのではないかと、大病院を対象に調査。12例が報告されています。

活かされなかった台湾での大規模被害

アマメシバは東南アジアの熱帯雨林に生える常緑低木です。マレーシアやインドネシアでは、古くから葉や茎の部分を炒めたりスープの具として、ふつうに食べています。根は解熱剤や利尿剤として用いられてきました。中毒の報告はありません。

80年代なかごろから台湾に輸入され、ダイエット効果があると宣伝されはじめます。そして、「減肥菜」という名称で販売されるようになりました。94年ごろからは、アマメシバをしぼったジュースがダイエット食品として爆発的にヒットしたそうです。

台湾で最初の被害事例は94年の8月です。55歳の女性が、不眠、食欲不振、呼吸困難を訴えて受診。40日間あまりのアマメシバの摂取歴があったものの、その段階では原因が特定できませんでした。その後、95年6月から8月にかけて、各地で肥満気味の若い女性たちが呼吸困難を訴えて受診するケースが多発します。

特殊な呼吸器疾患であったため、原因を究明しようと患者の生活習慣が調べられました。その結果、すべての患者がアマメシバを摂取していたことが判明します。当然、関連性が疑われました。結局、患者総数は約300人、そのうち9人が死亡し、8人が肺移植手術を受けるという、大規模な被害になったのです。

日常的にアマメシバを野菜として食べているマレーシアやインドネシアでは中毒事件が起きていないのに、なぜ台湾だけで被害が起きたのでしょうか?

確定的な理由は不明ですが、台湾ではおもにダイエットを目的に、ジュースにして毎日のように飲まれていました。それで大量摂取したのが原因ではないかと、台湾衛生署の報告は述べています。マレーシアで食べる量は1週間に平均150g程度であるのに対して、台湾の人たちは同じぐらいの量を毎日摂っていたため、摂取量は約7倍にもなっていました。

事態を重くみた台湾政府は、アマメシバの栽培と輸入を禁止。加えて、マスコミを通じて被害情報を公開し、食べないように勧告しました。その6年後に日本で、同じ粉末状の健康食品アマメシバによって、被害が起きたわけです。

アマメシバは食品であるため、医薬品のように、発売前に安全性をチェックする仕組みはありません。しかし、台湾の被害事例は国際的な医学論文でも報告されていたのですから、少しでも安全性が調べられていたら、日本での被害は防げていたでしょう。

メーカーと出版社の責任を問う訴訟へ

日本で3つの症例の報告を受けた厚生労働省は、被害の拡大を防ぐために、商品名とメーカー名を含めた被害事例を公表。03年9月12日には、アマメシバ加工品の販売を禁止しました。*

医薬品による副作用で健康被害が起きた場合には、被害者を救済する制度(医薬品副作用被害救済制度)があります。しかし、健康食品にはそうした公的な救済制度がないので、被害者の損害は大きくなります。そこで、斉藤さん親子は、メーカー、販売会社、出版社、記事でアマメシバを紹介した医学博士たちを相手取り、名古屋地方裁判所に訴訟を起こしました。

『健康』の記事は、商品広告ではなく、特集でした。さらに、医学博士の山ノ内慎一氏が専門家としてアマメシバの効能を解説し、台湾の被害事例にはまったくふれることなく、粉末状の商品をこう勧めています。

「日本本土ではあまり出回っていません。入手しにくいときは、**【あまめしば】**を乾燥粉末にしたものも出ていますので、そうしたものを利用してもよいでしょう」

訴状では、『健康』に特集を掲載した主婦の友社の責任が問われました。

「掲載対象商品の危険性について、専門家に対し、過去の有害情報の報告例があったか否かについて問い合わせするなどして食品に対する正しい情報を読者に提供する義務がありながら、これを怠り、本件あまめしばの販売促進に加担した」

また、専門家としてコメントしている山ノ内氏の責任も追及しています。

「台湾での死亡被害事例や、アマメシバの危険情報を知りうる立場にありながら、健康雑誌には効用のみを強調し、危険性を触れずに奨励した」

健康食品に関して、出版社や専門家が訴えられたのは初めてのケースです。損害賠償が認められるかどうか、裁判の行方が注目されます。

＊03年5月30日に食品衛生法が改正され、健康食品などで「濃縮等により、その物の通常の摂取方法と著しく異なる方法により飲食に供される物で(中略)健康障害を生じ、その被害の様態からみて食品に一般に飲食に供されることがなかった物が含まれていることが疑われるもの」について、販売禁止措置を取ることができるようになった。アマメシバはその適用第一号である。

2 個人輸入ダイエット食品で3人が死亡

急性重症肝不全で死亡

アマメシバ事件以前に、健康食品の問題が社会的に大きな注目を浴びたことがあります。02年に起きた、中国から輸入されたダイエット食品による被害です。まず問題となったのは、**御芝《おんし》堂減肥《どうげんび》纤囊《こうのう》**、**纤之素《せんのもと》纤囊《こうのう》**、**茶素減肥《ちゃそげんび》**という3つのカプセル状の商品。

厚生労働省の発表によると、最初のケースは、02年2月から5月にかけて、御芝堂減肥纤囊を中国から個人輸入して摂取した60代の女性二人です。1カ月程度で全身の倦怠感、吐き気、食欲低下の症状が現れました。検査の結果、肝機能値の異常を確認。うち一人は、急性重症肝不全によって約2カ月後に死亡しました。

そのほかの2商品についても、おもに肝機能障害が発生しているとの報告が相次いだため、厚生労働省は7月12日、被害事例を公表。あわせて報道発表を行い、こう呼びかけました。

「これらの製品を服用している方は、肝機能障害を発症する可能性もあるので、症状が現れた場合には、すぐに服用を中止し、医師の診察を受ける必要がある。また、こうした製品の服用が原因と疑われる場合には、最寄りの保健所にも相談していただきたい」

この呼びかけがきっかけとなって、全国から中国製ダイエット食品の健康被害が続々と報告されました。

食欲抑制剤や下剤を使っていたダイエット食品

この3商品には共通して、食欲抑制剤として使われる医薬品成分フェンフルラミンとその誘導体であるN-ニトロソ-フェンフルラミンが検出されました。それらの成分は、商品の表示には書いてありません。ダイエットの効果を出すため、密かに医薬品成分が添加された可能性が高いと推測されます。厚生労働省は、これらの医薬品にしか使えない成分を含有する健康食品は未承認の違法医薬品とみなし、製造・販売を禁止しました。

しかし、その後もいろいろな医薬品成分が入った健康食品による被害事例が報告されていきます。たとえば、シブトラミンやマジンドールなどの食欲抑制剤がダイエット食品（**貴宝美健**《きほうびけん》や**軽身美人**《けいしんびじん》など）から検出されました。* これらはいずれも、アドレナリンやセロトニンという神経伝達物質の働きを高める作用で、食欲を抑える効果を出す医薬品です。しかし、同じ神経伝達物質の作用によって血圧が上昇するなどの副作用も伴うため、慎重に使用されなければなりません。医薬品として使用されたシブトラミンでは32名の死者が出ています。

また、下剤として使われているセンナの葉を混入したダイエット食品もあります。食欲抑制剤ほど危険ではありませんが、下痢してやせるわけですから、健康的とはいえません。

さらに、血糖値を下げる効能を標榜した健康食品で、糖尿病治療薬のグリベンクラミドという医薬品成分が入ったもの（**糖滋源**《とうじげん》、**清糖元**《せいとうげん》、**楽糖心**《らくとうしん》など）もあります。グリベンクラミドは日本でも承認された医薬品ですが、医師の指示に従って服用しないと、血糖値が下がりすぎて危険です。

05年6月28日までに、医薬品成分が検出された商品は66にも及びました。被害者は796人に達し、うち死亡者は4人です。*

＊詳しくは、厚生労働省のホームページ www.mhlw.go.jp/houdou/2002/07/h0719-3.html

これらの商品はいずれも、本来は医薬品にしか使えない成分が入っていたという理由で、発見とともに回収され、販売禁止措置が取られています。しかし、この種の違法医薬品成分を含んだ健康食品による健康被害は、いまだに後を絶ちません。05年5月にも、天天素《てんてんそ》という中国製のダイエット食品で、死亡1件を含む被害が報告されました。

個人輸入の落とし穴

最近とても増えている個人輸入は、外国の会社との直接取り引きです。購入・使用によって何らかの問題が発生したときは、自己責任で対応しなければなりません。

表示や広告に記載されていなくとも、医薬品の成分を含有する製品は、ほかにもあるでしょう。安易にダイエット食品をはじめとする健康食品の個人輸入を行うと、健康被害に結びつくおそれがあります。

食品に使用できない強い作用をもつ成分を含有する商品が、「健康食品」「サプリメント」という名前のもとに個人輸入対象品として広告されているのは、中国製だけではありません。よく見られる成分は、エフェドラ(マオウ)、エフェドリン、センナ葉、センノシド*、ＤＨＥＡ**(デヒドロエピアンドロステロン)、メラトニン**、カバカバ***などです。

健康食品関係者の多くは、これらは本来入っていてはいけない医薬品が悪意に混入された例外的なケースで、多くの健康食品は安全だと主張しています。しかし、ダイエット食品が一般食品として流通できる制度になっている以上、違法医薬品成分を混入させた商品を事前に規制して被害を予防することは不可能です。あなたと家族の健康を守るためには、一人ひとりがよく注意するしかありません。

*生薬のセンナやダイオウに含まれる下剤としての有効成分。

**ともにホルモンの一種で、日本では医薬品にしか認められていない。

***南太平洋諸国に自生するコショウ科の植物。肝臓障害が多発したため、ドイツ、イギリス、カナダで販売禁止。日本でも02年に食品としての販売を禁止。

3 DHCのダイエット用サプリメントで肝機能障害

医薬品にも食品にも使えるメリロート

ダイエット用サプリメントの原料のひとつメリロートは、ヨーロッパからアジアにかけて広く分布するマメ科のハーブ。有効成分のクマリンには血行をよくする作用があるため、ヨーロッパでは消炎剤として、日本ではおもに痔の薬に使われています。

ただし、厚生労働省の区分（詳しくは第3章）では医薬品にも食品にも使っていいことになっています。そのため、血行改善作用に着目して、むくみやセルライト＊を取り除くダイエット食品として販売されるようになりました。

そのメリロートを摂取した人に肝機能障害が起きていることが、厚生労働省から公表されました。二つのケースで、ともに被害者は女性です。

最初は新潟県に住む30代。03年6月からDHCの**メリロート**を摂取しはじめたところ、翌7月から疲れを感じるようになり、黄疸《おうだん》を発症して入院しました。いったんは回復して退院したものの、ふたたび同じ商品を摂取したところ、症状が再発。担当医師はこの商品が原因だと考えて、保健所に通報しました。

二番目は静岡県に住む20代。03年1月から、やはりDHCのメリロートと**ブルーベリーエキス**を同時に摂取。自覚症状はなかったものの、5

＊むくみの慢性化によって脂肪に老廃物や脂肪細胞同士が付着してできる、脂肪のかたまり。

月の健康診断で肝機能値の上昇を指摘されて、7月まで入院しました。担当医師は、①他の薬物や健康食品は摂っていない、②ウイルス性肝炎などの可能性は否定されている、③商品の摂取を中止したところ症状が改善されたことから、二つの商品が原因であると判断。保健所に通報しました。

12～14ページで紹介した中国製ダイエット食品による大規模な被害を重視した厚生労働省は02年10月、健康被害の発生と拡大を防止するための対応要領をまとめた通知を出しました。それによると、医師が、健康食品が原因と疑われる被害事例と判断した場合、すみやかに保健所に通報し、因果関係が明白に否定された場合を除いて、すべて厚生労働省まで報告される仕組みになっています。メリロートのケースでは、その制度が有効に機能して、情報が上がり、公表されたのです。

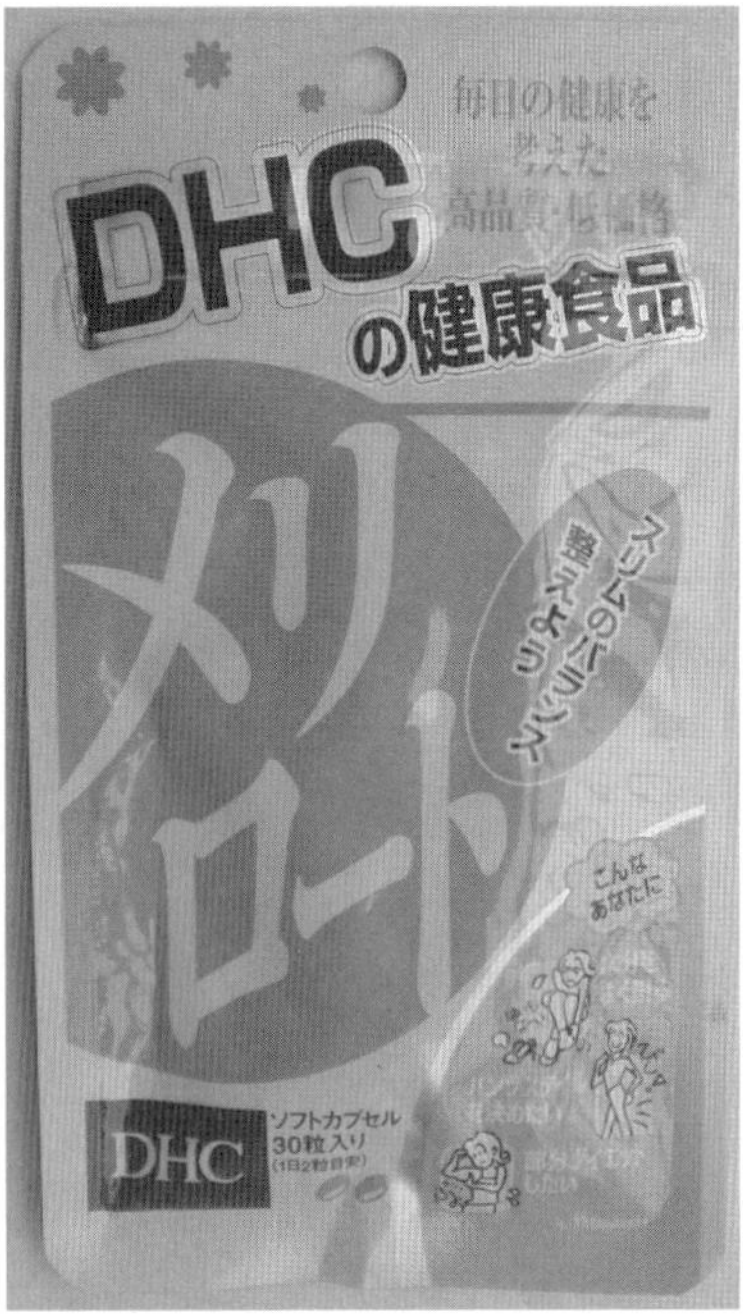

医薬品の5倍の成分を含む健康食品

同様の被害報告を受けた国民生活センターは、11社のメリロートを含む市販健康食品をテスト。その結果、一日の摂取目安量に含まれる有効成分クマリンの量が医薬品の2倍から5倍もある商品が3品目ありました。ＤＨＣの場合は2・3倍。これらは、医薬品より効き目があるというわけです。

このケースでは、厚生労働省は被害事例を公表しただけで、アマメシバの場合のように販売禁止措置は取っていません。その理由を取材しました。

「メーカーが摂取量の目安を減らしたし、医薬品での被害事例は出ていないからです」（厚生労働省の担当者）

ＤＨＣに確認したところ、たしかに一日の摂取量を3粒から2粒へ減らしたそうです。しかし、国民生活センターのテストはその変更後に行われたもので、一日２粒でも医薬品の服用量を超えています。

メーカーも国も責任を取らない

その後、厚生労働省は05年2月28日に、健康食品の摂取量に関する指針として、つぎのような内容の通知を出しました。

「成分が医薬品として用いられることがあるものについては、原則として、医薬品として用いられる量を超えないように設定すること」

通知ですから、メーカーに対して法的な強制力はありません。それでも、厚生労働省によれば、「厚生労働省が医薬品の安全性として把握している量を超える場合は、事業者が安全性を担保するべきである」ことを意味するそうです。

そこで、当のメーカーであるＤＨＣに対して、２点を尋ねました。

①医薬品の服用量を超えている点について、どう判断しているのか？

②そもそもどれくらいの摂取量でダイエット効果があると判断しているのか？

しかし、返ってきた返事は「回答しない」。

厚生労働省は安全性の責任をメーカーに転嫁し、メーカーは尋ねられても回答を拒否する。

健康食品とは、そんなものなのです。

4 「肝臓に効く」ウコンで死亡

「被害事例がない」という厚生労働省

04年10月19日、共同通信社からショッキングな記事が配信されました。

肝硬変で東京通信病院を受診していた東京都に住む60代の女性の、死亡原因に関する記事です。彼女の病状は安定していましたが、01年になって、医師には告げずにデパートで購入した粉末のウコンを毎日スプーン1杯飲みはじめました。すると、約2週間で症状が悪化。入院したものの、腹水がたまり、約3カ月後に死亡したというのです。この記事によれば、東京通信病院では、B型やC型の慢性肝炎患者など11人がウコン摂取後に肝機能障害を発症しています。

この件に関して厚生労働省は、アマメシバやメリロートのケースのように、注意や勧告を出していません。なぜなのか、さっそく問い合わせてみました。

「ウコンについては、被害事例が1件も報告されていないからです」

東京通信病院では、被害とウコンとの因果関係は断定できないという理由で、保健所に報告しなかったそうです。

実は多くの肝臓障害の原因に

しかし、実際に調べてみると、ウコンが原因と疑われる多くの肝臓障害を報告した論文がありました。*

この問題がとくに深刻な理由は、ウコンを含んだ健康食品が「肝臓に効く」という効能をうたっているから。つまり、肝臓に障害がある人が、病気を治せると思って摂取するケースが高いのです。健康な場合でも、飲みすぎが多いなど肝臓に負担をかけていると自覚する多くの人たちがウコンを摂取しています。

共同通信社の記事が配信された後も、ウコンが肝臓に効くという記事は健康雑誌で掲載され続けています。たとえば『健康３６５』(エイチアンドアイ)の05年2月号では、「血液浄化の急所［肝臓］を強化して急増中の肝炎や肝硬変に著効を示すスーパーウコン」を特集。福岡県の敬天会東和病院副院長の水野修一氏が、ウコンには肝臓から胆汁(肝臓でつくられる消化液)の分泌を促す働きがあると述べ、こう書いています。

「肝炎を予防・改善することができるだけでなく、肝硬変や肝がんも一掃することができる」

ところが、肝機能に障害が起きる可能性には一言もふれていません。

東京都は注意勧告を公表

国が公表をためらっている一方で、東京都は「ウコン摂取による肝障害の疑い」という注意勧告を05年1月14日に公表しました。

「摂取した際に体調に異常があった場合には摂取を中止し、すみやかに医療機関に相談をする必要がある」

これは、ウコンによると思われる肝機能障害が学会論文などで報告され、大量摂取では肝臓の脂肪変性を起こすと指摘されていることを重視したからです。

さらに、食品安全情報評価委員のコメントとして「『健康食品』は有用性ばかりが注目されていますが、その反面、リスクも持ち合わせています」と注意を呼びかけています。

＊石田聡ほか「健康食品による薬物性肝障害」『肝胆膵』48巻6号、04年。

さまざまな健康食品で多くの被害が発生

ここで紹介した健康被害の事例は、氷山の一角にすぎない可能性が高いと思われます。学術論文を調べると、ウコン以外に肝機能障害との関連が疑われている健康食品が実に多くあげられているからです。*

アガリクス、アガリタケエキス、アロエ、エノキダケエキス、オオバコ、オリゴプロテイン、カルシウム・ビタミン製剤、黒酢、クロレラ、市販漢方薬、植物発酵食品、深海サメの肝油、スッポンエキス、センナ、ソルビトール、朝鮮人参、ニンニクランオウ、ノコギリヤシ、モロミ酢、ヤツメウナギ、琉球ヨモギ、レイシ、ローヤルゼリー。

また、肝臓疾患以外の健康被害の報告（疑いも含む）も数多く報告されています（表1）。

表1　日本で副作用が報告されている健康食品の素材

素材名	副作用
アガリクス	薬剤性肺炎、皮膚炎
ウコン	皮膚障害、紅皮症（全身の皮膚が赤くなり、かゆみを伴う症状）
カバノアナタケ茶	劇症肝炎
キトサン（カニ殻などから抽出される不溶性の食物繊維）	アナフィラキシー、急性好酸球性肺炎
クマ笹エキス	大腸疾患
クロレラ	中毒による皮膚の発疹、急性肝不全、扁平苔癬（口の中に痛みのあるただれができたり、陰部や手の甲・前腕などに赤紫色の斑点が生じる皮膚病）
スピルリナ（熱帯の湖などに自生する藍藻類の一種）	かゆみを伴う紅色皮疹
二酸化ゲルマニウム	腎機能障害
プロポリス（ミツバチが採取した樹液や色素などに、自身の分泌液を混ぜたもの）	接触皮膚炎（かぶれ）
βカロチン	柑皮症（血液中のカロチンの濃度が異常に高くなって、手足が黄色くなる症状）

（出典）医学中央雑誌刊行会のデータベースより抜粋。

＊前掲「健康食品による薬物性肝障害」。第12回日本消化器関連学会ワークショップ「薬物性肝障害をめぐる諸問題」抄録、04年。

第2章

効かない・売れない医薬品がサプリメントに

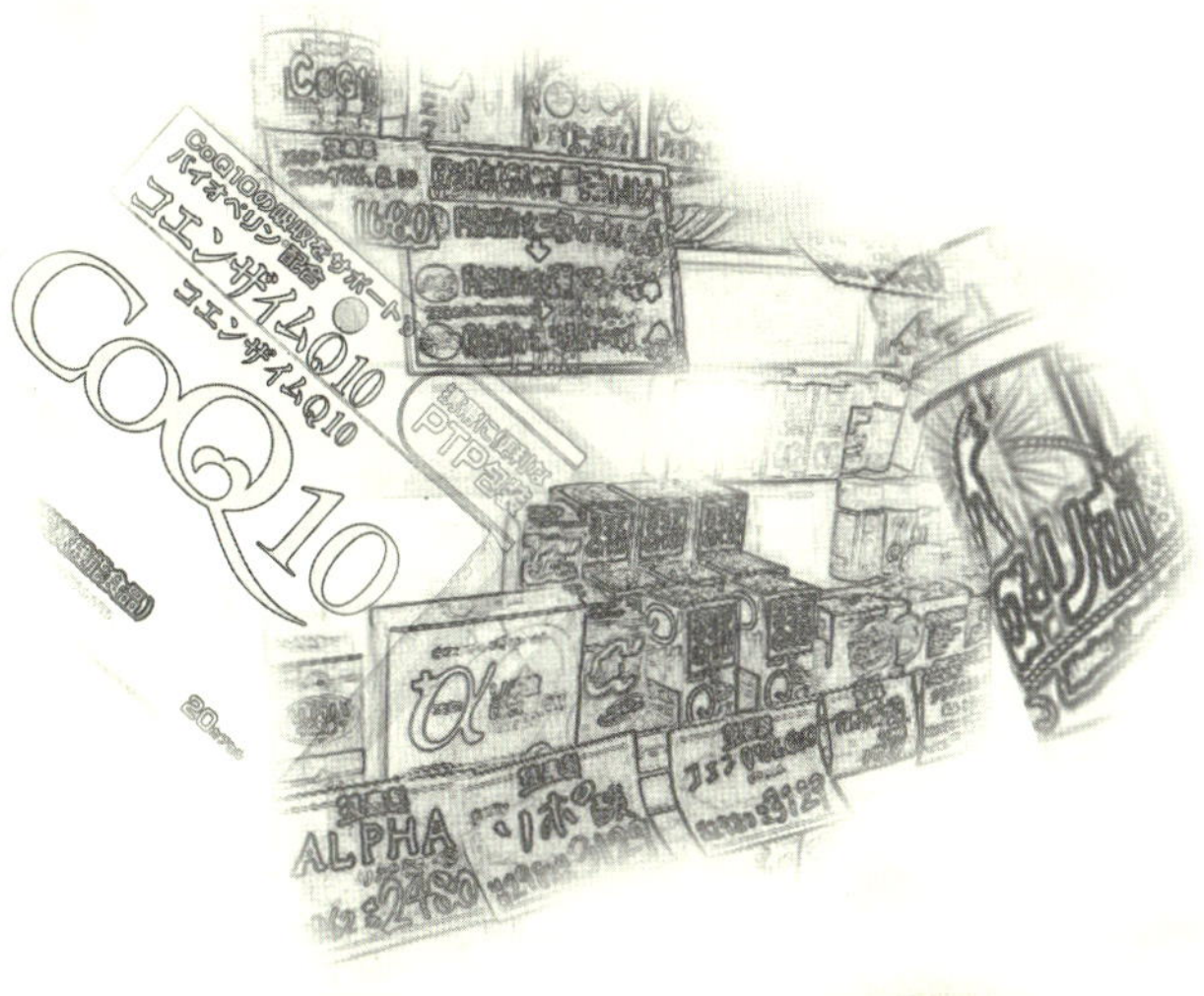

1　無理に摂っても意味がない

体内で合成される成分

健康食品の新たなヒット商品として注目を浴びているコエンザイムQ10（CoQ10）とα-リポ酸。その共通点は二つあります。

ひとつは、体内で栄養素を分解してエネルギーに変えるときに重要な働きをする成分であること。もうひとつは、20代をピークに体内の量が減少していくこと。つまり、エネルギー代謝に不可欠で、年齢とともに減少するわけです。

それを根拠に、中年太りをはじめとするさまざまな生活習慣病や老化現象の原因がこうした成分が不足しているためであると宣伝されています。

一見もっともらしいのですが、論理的にはちょっとおかしい部分があります。というのも、それらの物質は必要に応じて体内で合成されるものだからです。ビタミンやミネラルなどは、食品として外から取り入れないと不足してしまうので、1日の必要摂取量が決められています。これに対して、体内で合成されるコエンザイムQ10やα-リポ酸を、はたしてどれだけ食品として補充する必要があるのかは、科学的にはっきりしていません。

年齢とともに体内の量が減るのも、必要ないからなのかもしれません。そうであれば、外から無理に取り入れても排泄されるだけです。

潤滑油だけでは車は動かない

栄養学の本では、人体を車にたとえ、ビタミン類は潤滑油のような役割を果たすと説明されています。潤滑油は微量で十分です。

潤滑油の補給がエンジンの動きにとって有効なのは、潤滑油が不足している場合だけ。エンジンそのものが老朽化している場合や、他の原因で動きが鈍っている場合は、いくら潤滑油を増やしても機能は回復しません。

効果がはっきり証明されていなくても、有害でないのなら、気休めにはなるだろう。そう思って摂っている人も、いらっしゃるかもしれません。たしかに、もともと体内で生成されているものだけに、安全性は比較的高いでしょう。しかし、必要以上に、また通常の食事で摂取するより大量に摂取した場合の影響がないとは、言い切れません。

これらの成分は、健康食品として販売される前は、医薬品として使用されていました。いつのまにか食品として許可されて、医薬品の服用量の数倍も含んだ商品が販売されているのです。医薬品の手引きには、注意書きとして副作用が書いてあります。ところが、健康食品になったとたん、副作用の表示は消えています。

本当に、食品として摂って大丈夫なのでしょうか？

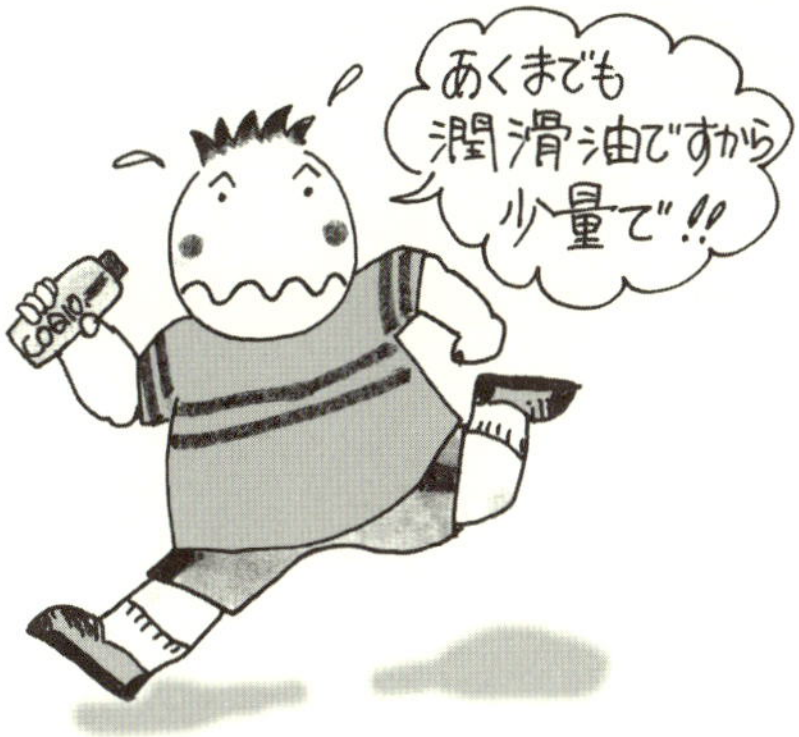

2 効かない薬がサプリメントになったコエンザイムＱ10

そんな効果がホントにあるの？

フジテレビ系列の健康情報番組『発掘あるある大事典Ⅱ』で「老化から人類を救う!?」と紹介されるや（04年9月12日放映）、瞬く間にヒット商品になった**コエンザイムＱ10**。健康食品の素材としては04年度の売り上げNo.1です。

「コエンザイムＱ10を飲み続けたら、動かなかった体が動くようになった」

「お肌が蘇った」

「シワが薄くなった」

「日に日にハリが出てくる」

番組では、コエンザイムＱ10を飲みはじめたら、心臓の不整脈でほとんど寝たきりだった人がジョギングができるまでに回復したケースや、シワの深さと広さが20％減少したというドイツの実験結果が紹介されました。そもそも、コエンザイムＱ10とはどんな物質なのでしょう？

それは体内に存在している物質で、大きな働きは二つあります。

ひとつは、体内のエネルギー生成への関与。私たちが日常生活を送るうえで必要なエネルギーは、呼吸で取り込んだ酸素と、食事による炭水化物や脂質などからつくられます。それは、各細胞内にあるミトコンドリアで、食べ物から摂取した栄養素を酸素によって燃焼させることで、つくり出されています。コエンザイムＱ10は、この栄養素を燃焼させる仕組みを効率よく回転させるために必要な働きをしているのです。

もうひとつは、抗酸化作用。細胞でエネルギーが生成されるとき、酸素の一部が活性酸素という分子に変化します。活性酸素は、細胞を傷つけ、ガンや動脈硬化を起こし、老化を進める原因にもなると指摘されている物質です。コエンザイムQ10にはビタミンCやビタミンEと同様に抗酸化作用があり、活性酸素の害から体を守るのに必要だといわれています。

では、宣伝されている効能は実際にどこまで実証されているのでしょうか?

効かない心臓薬

コエンザイムQ10は、日本では医薬品として販売されています。といっても、老化防止やシワ防止の医薬品ではなく、心不全の治療薬です。ただし、心臓外科の専門医のあいだでは「効かない薬」として有名で、最前線の医療現場ではまったく評価されていません。

効能書きには、「基礎治療中の軽度及び中等度のうっ血性心不全症状」と書かれています。要するに、「他の治療を受けていることが前提で、重度の症状には効かない」という意味です。

コエンザイムQ10のサプリメントとしての利用が浸透しているといわれるアメリカですら、心臓学会は以下のような慎重な態度を崩していません。

「現段階では、心不全などの治療には薦められない。有効性と安全性の評価を

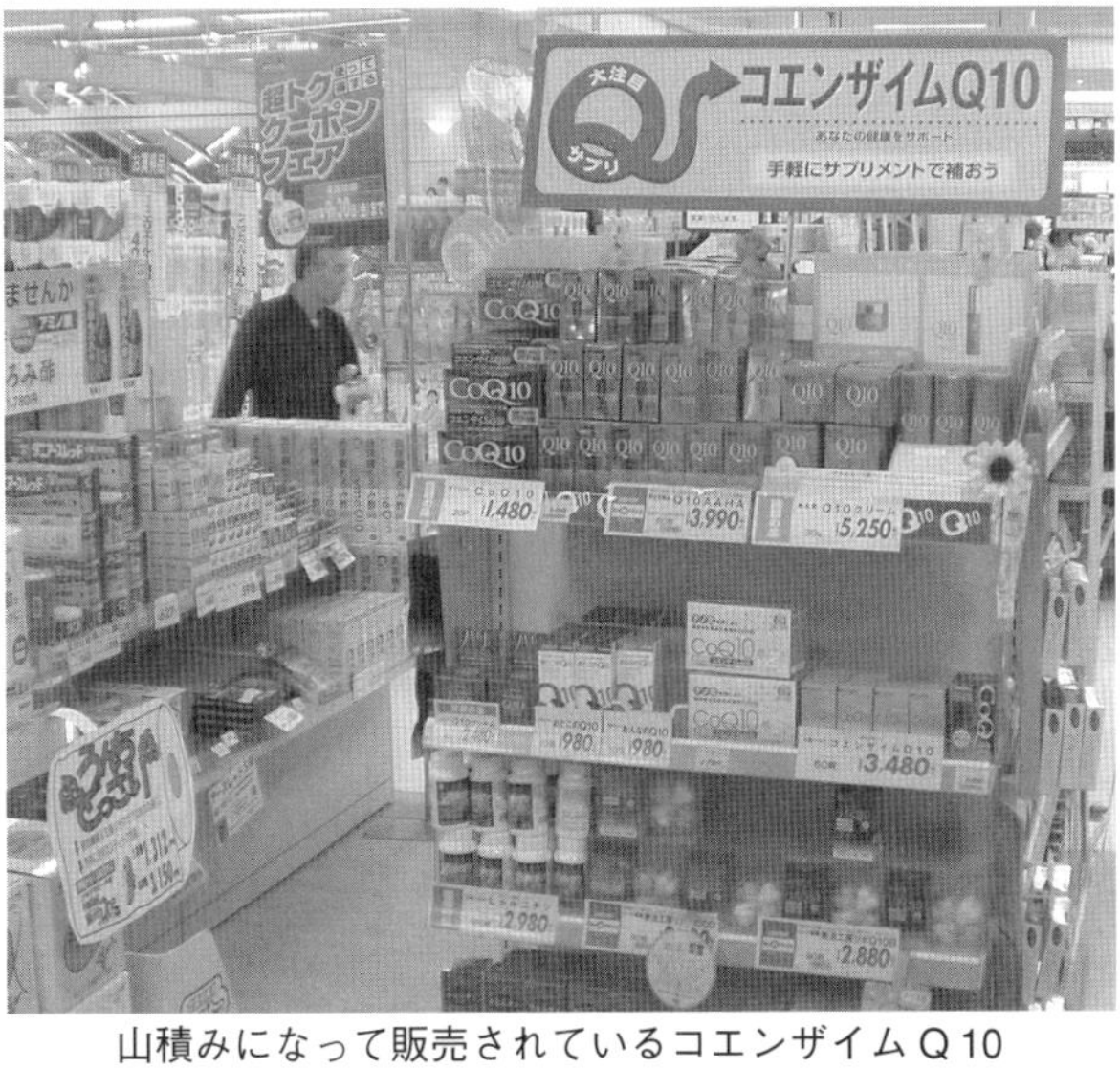

山積みになって販売されているコエンザイムQ10

さらに行う必要がある」＊

摂りすぎで動脈硬化が悪化？

アメリカ心臓病学会の心配を裏付けるような研究が日本でも報告されています。コエンザイムＱ10を長期に摂り続けると動脈硬化を進める可能性があるという研究が、医学新聞『メディカル・トリビューン』（05年1月20日号）で報告されました。研究を行ったのは、久留米大学医学部の松岡秀洋助教授。生活習慣病外来を担当し、病気の早期発見・治療の方法を研究しています。

松岡助教授は、動脈硬化の危険因子と血液中のコエンザイムＱ10濃度の関連を調べました。対象は健康な男女114人です。調査する前は、動脈硬化の危険因子が高い人はコエンザイムＱ10の濃度が低いと予想していました。

しかし、結果はなんと逆。高脂血、高血圧、中性脂肪など動脈硬化になる危険因子の値が高い人ほど、コエンザイムＱ10の濃度も高いという傾向が出たのです。＊＊松岡助教授は、こう注意を促しています。

「少なくとも、危険因子が高い人にコエンザイムＱ10の欠乏はないということです。また、抗酸化物質は、活性酸素を無害化する過程で、自分が酸化促進物質になり、有害化する可能性があります。サプリメントで過剰に摂取することが、実は有害であるかもしれません」

ビタミンＥやビタミンＡなどコエンザイムＱ10以外の脂溶性の抗酸化物質では、サプリメントで過剰に摂取すると有害であるという研究が数多くあります（第6章3参照）。こうした脂溶性ビタミンには過剰摂取をしないように上限値が定められていますが、コエンザイムＱ10の場合はそうした上限値が定められていません。サプリメントとして、不自然なほど過剰に、長期にわたって摂取しても本当に安全なのか、誰も保証していないのが現状です。

＊アメリカ心臓学会のホームページ http://www.americanheart.org/presenter.jhtml?identifier=4564

＊＊なお、コエンザイムＱ10は脂溶性なので、血液中の脂質（コレステロールや中性脂肪）が多くなるほどコエンザイムＱ10濃度も高くなるのは当然だという反論がある。その点について松岡助教授は、「直接血中の脂質濃度と関連のない高血圧や肥満、血糖値など他の要因とも、コエンザイムＱ10の濃度は関連している。このことが問題である」と指摘している。

3 売れない薬がサプリメントになったα-リポ酸

わざわざ摂取する必要があるの?

『発掘あるある大辞典Ⅱ』(05年2月20日放映)で「体脂肪を減らす救世主」として紹介されたα-リポ酸。放映後、ダイエット食品関係での売り上げが急上昇。一躍人気のサプリメントに躍り出ました。

番組によれば、α-リポ酸は体のすべての細胞に存在していて、全身の細胞を活性化させる働きがあるといいます。そして、人間が生きていくために必要なエネルギーをつくるミトコンドリアの中にあるα-リポ酸は、細胞に入ってきた糖分がミトコンドリアによって使われやすい形に分解させる働きがあるというのです。

一方、エネルギーとして使われない余分な糖分は体内で中性脂肪に変わり、脂肪細胞に蓄えられます。また、体内のα-リポ酸の量は20代をピークに徐々に減少。そのため体内に分解されない糖分があまり、同じように脂肪細胞に蓄えられます。これらが中年太りの原因であると、番組では指摘していました。

そして「恐ろしいことに、一度減ってしまったα-リポ酸は体内で増やすことはほとんど不可能」として、体外からα-リポ酸を補充する必要があるというのです。この説明はどこまで正しいのでしょうか?

健康食品に詳しい河合医院(京都市)の河合尚樹

院長は言います。

「α-リポ酸は、体内で合成できるので、必須栄養素ではなく、とくに摂取する必要なんかありません。また、人間に投与してやせたという論文は存在しません。糖尿病改善効果があるという論文は一つありますが、さらに研究を続けるべきという結論。糖尿病の薬としては使用されていません」

昔は二日酔いや肌荒れの薬だった

α-リポ酸は別名チオクト酸といい、60年代に藤沢薬品（当時）によって一般用保健薬**チオクタン**として販売されていました。

チオクト酸がエネルギー生成に果たす役割は、古くから知られていました。西ドイツ（当時）のラウシュという学者が、肝硬変で昏睡状態になった患者にチオクト酸を用いたところ、その患者が覚醒したという臨床報告を出します。外遊中にその事実を聞いた藤沢薬品の社長が「これはいける」と製剤化させ、66年から販売されたのです。

テレビや雑誌では、俳優の緒方拳が「疲れ、二日酔い、肌荒れに効く新しいタイプの肝臓保健薬です」とにこやかに推薦していました。

健康食品と違って、医薬品ならば、効能にウソはないと多くの人びとが思うでしょう。しかし、どうもそうではなかったようです。当時、この一般用保健薬の効能と安全性について、鋭い批判を行っていた東京大学の故・高橋晄正講師は、「チオクタンは毒になる場合もある」と言っています。

高橋講師たちが肝硬変の患者にチオクタンを注射したところ、ひどい吐き気を訴え、黄疸の症状が出たそうです。そこで海外の文献を調べていくと、オレゴン州立大学（アメリカ）のウィルトシャフター教授の研究がありました。それによると、ネズミにチオクト酸を注射したところ、注射量が増えるほど肝機能障害がひどくなっていくことがわかったのです。ウィルトシャフター教授は、62年に警告します。
「少なくとも、肝臓に障害のある患者にはチオクト酸を用いるべきではない」
しかし、日本ではその後、「肝臓の妙薬」として製造許可が出てしまいました。

一般用保健薬としては姿を消した

当時は、現在のような厳密な臨床試験は義務付けられていません。新薬の研究グループで、患者に使ってみたら効果があったという報告がある程度集まれば、許可されていました。その場合、研究のスポンサーである製薬会社に配慮して、悪化したという例が報告されるケースはきわめてまれだったようです。

高橋講師たちは70年に、チオクタンを含む一般保健薬の有効性について厚生省(当時)に公開質問状を提出。国会でも取り上げられ、それがきっかけとなって、新規医薬品の審査が厳しくなりました。単に、使ったら効いたというだけでなく、本当にその医薬品成分の効果なのか、他の同様の医薬品と比べてどの程度の効果なのか、などが調べられるようになったのです。また、それ以前に承認されて販売されていた医薬品についても、再評価の実施が決められました。

その結果、「疲れ、二日酔い、肌荒れに効く」とうたっていた一般用保健薬チオクタンは姿を消したわけです。現在も、チオクタンは医療用医薬品としては残っています。しかし、肝心の肝臓疾患への効能をはずされ、つぎのとおり、非常にまれな症例に限定したものになりました。

①チオクト酸の需要が増大した際の補給(激しい肉体労働時)。
②Leigh 症候群*(亜急性壊死性脳脊髄炎)。
③中毒性(ストレプトマイシン、カナマイシンによる)及び騒音性(職業性)の内耳難聴。

さらに、「効果が無いのに月余**にわたって使用すべきではない」というただし書きまでつけられ、副作用として、「食欲不振・悪心(吐き気)、下痢」が書いてあります。

*インフルエンザにかかった後に急性脳症を起こしたり肝機能が低下して、命の危険もある症状。
**1カ月以上という意味。

医薬品としてのチオクト酸を製造してきた立山化成の片口真社長は、テレビでのインタビューにこう答えていました。

「医薬品の再評価で、慢性肝炎の重要な部分がはずされたとたん、ほとんど売れなくなってしまった」

副作用については未検証

ところが、厚生労働省は04年6月、食品と医薬品の区分を見直し、チオクト酸(α-リポ酸)を食品としても販売できるように許可します。その結果、ダイエット効果などがテレビで紹介され、健康食品として大ヒットしたのです。サプリメントのα-リポ酸は、売れなくなった医薬品の再利用先として誕生したわけです。

では、医薬品として販売されていたときに指摘されていた副作用は心配ないのでしょうか?

高橋講師はかつて、著書で指摘していました。

「日常の食品の中にもかなりのチオクト酸が含まれているが、それはいろいろな物質と結びついた安全な形としてである。だからといって、化学的に合成されたチオクタンを保健薬として飲むことが正当化されるということにはならない。それは別の新しい問題としてその有効性を確かめられなければならないのだ」(『九〇〇万人は何を飲んだか』医事薬業新報社、70年)

化学的に合成されたチオクト酸(α-リポ酸)の錠剤をサプリメントとして摂る場合でも、指摘されたリスクは変わらないと思われます。α-リポ酸の効能も有害性も、科学的に十分な検証はいまだに行われていないままなのです。

第3章

健康食品制度のここが問題

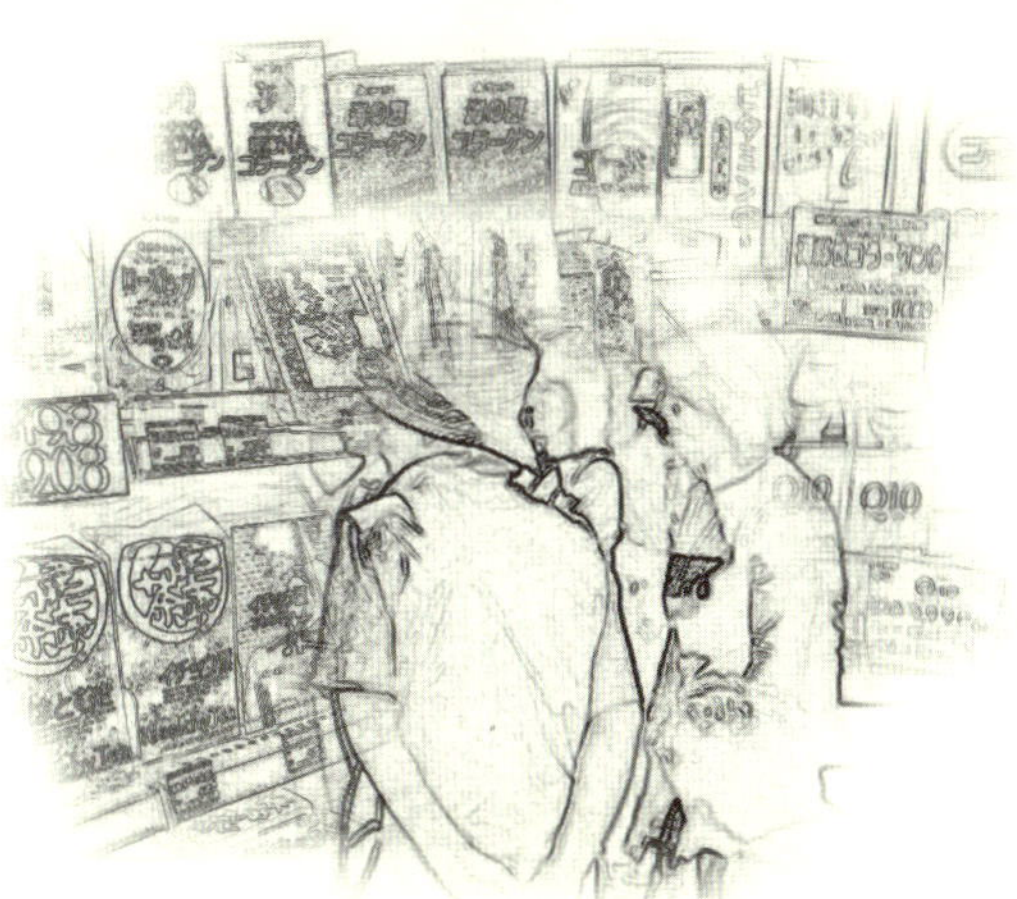

1　一般用医薬品の２・７倍の市場規模に成長

2兆円近い売り上げ

健康食品は、どこまで私たちの生活に浸透しているのでしょうか？

健康食品の市場規模について公式な統計はありませんが、経済産業省が見積もりを行っています。それによると、00年で１・３兆円と推計され、10年には約２・５倍の３・２兆円に成長するという予測です。一方、業界紙の『健康産業新聞』は、04年の売り上げ規模を２兆円近くと推測しています（『健康産業新聞』05年1月5日）。

比較のために医薬品を調べたところ、04年の総売上高は約９兆８０００万円でした。ただし、その約８割は医者の処方が必要な医療用医薬品です。頭痛薬、カゼ薬、栄養剤のような、薬局やドラッグストアで買える一般用医薬品は７５００億円程度（厚生労働省「医薬品産業実態調査（平成15年度）」）。つまり、健康食品の売り上げは、すでに一般用医薬品の２・７倍になっているのです。

α-リポ酸のケースのように、70年代以降は医薬品の審査基準が厳しくなり、一般用医薬品の売り上げは年々減っています。60年代には医薬品全体の約45%を占めていましたが、現在では８%弱にまで減りました。

効果のない医薬品が淘汰されるのは喜ばしいことです。しかし、なかには、より規制が甘く、大量に消費される健康食品に移ったものもあるのですから、問題はより深刻です。

国民の4割まで普及

では、私たちはどれくらい健康食品を利用しているのでしょうか？

少し古いですが、00年に全国の1万3500人を対象とした調査（平成11年度厚生科学研究費補助金「いわゆる栄養補助食品等の流通実態と食品衛生に関する研究」）が行われました。その結果では、「健康食品を摂取したことがある」と回答した人は、41・6％（男性38・6％、女性42・3％）です。

その後、03年に東京都が都民496人を対象に行ったアンケート調査では、健康食品を「毎日」「1～2日おきに」「必要に応じて」使用（食べたり飲んだり）している人は、53・6％に増えています（図1）。摂取するおもな理由は、以下のとおりでした。

①疲労回復・精力増強
②食事のバランスを補うため、栄養補給
③健康増進のため
④美容のため（便秘防止を含む）
⑤病気を予防したいから

図1　健康食品の使用状況

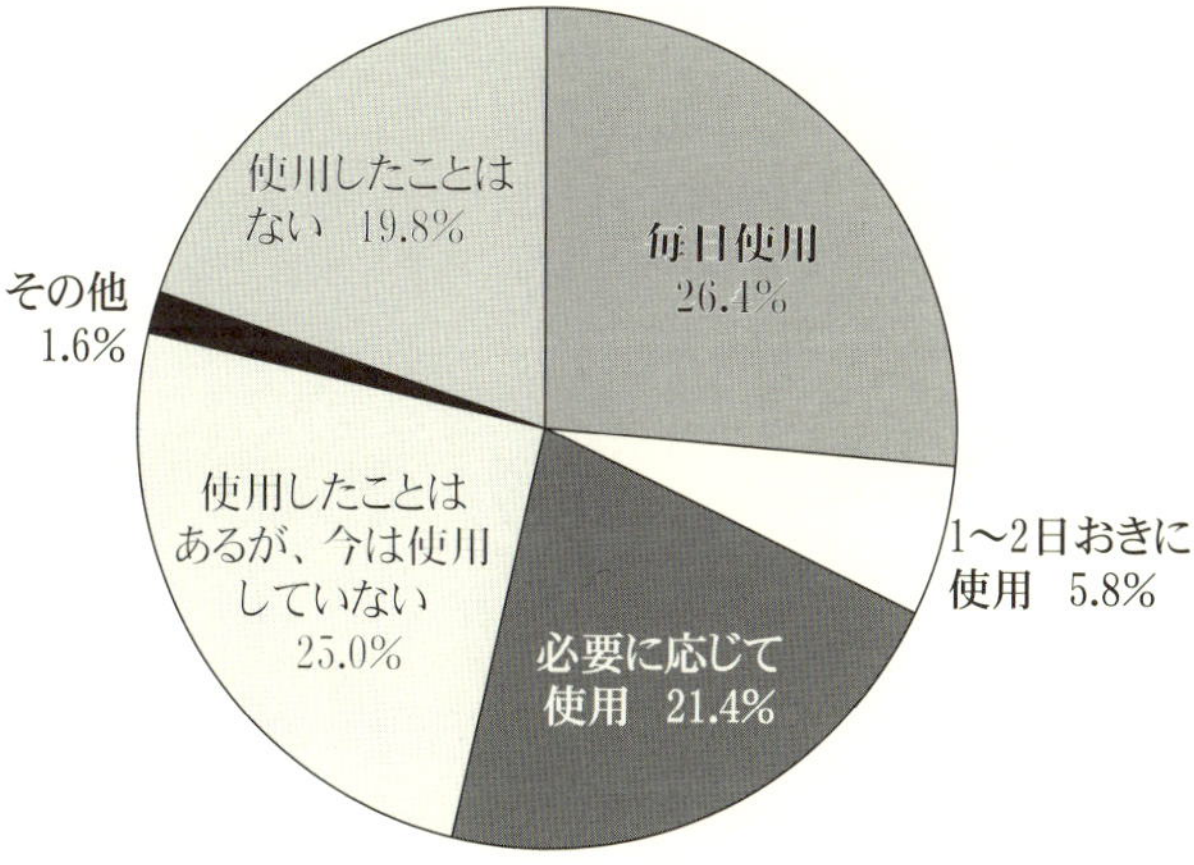

（出典）東京都平成15年度eモニターアンケート結果「健康食品」。

また、北海道経済産業局が地域活性化推進事業の一環として行った調査では、健康食品の購買層を健康の意識別に4つのグループに分類しました(表2)。年齢層別に見ると、「栄養補給」などの理由はすべての年代に共通し、「美容のため」は圧倒的に10～20代の女性です。また、「病気予防や持病があるから」という理由は30代以降で上昇し、とくに60～70代に高くなっています。

表2　健康食品の購買層別の健康意識

年齢層と性別	健康意識
若い女性層：高校生から30歳くらいまでの独身女性	「美しくありたい」という意識から、美容への関心が高い。
主婦層：成人するまでの子供を持った主婦	最も健康意識が高い。自分自身に対しては美容、子供に対しては虫歯、栄養バランスなど健康維持と成長への関心が高い。
若い男性層：高校生から30歳くらいまでの独身男性	口臭、虫歯、疲労回復などへの関心がある。
男女高齢層：60歳以上の男女	脳機能、コレステロール、肝機能など病気関連、または疲れや痛みなどへの関心が高い。

(出典)「健康食品ビジネスの手引き」北海道経済産業局、2004年。

売れ筋商品ランキング

さらに、健康食品のなかでどのような商品が売れ筋なのかについては、『健康産業新聞』が年に2度、アンケート調査を行っています。対象は、薬局、薬店、ドラッグストアなどの薬系店舗と、健康・自然食品専門店、百貨店健康食品売り場などの食系店舗。04年下半期と05年上半期の調査での売れ筋商品は表3のとおりです。

04年下半期には登場していないα-リポ酸がいきなり1位と4位になるように、テレビの影響が非常に大きいことがわかります。

表3　売れ筋商品ランキング

薬局、薬店、ドラッグストア

◆2004年下半期◆

1	健康酢
2	コエンザイムQ10
3	アミノ酸
4	ウコン
5	ヒアルロン酸
6	ブルーベリー
7	クロレラ
8	コラーゲン
9	グルコサミン
10	アガリクス

◆2005年上半期◆

1	α-リポ酸
2	コエンザイムQ10
3	L-カルニチン
4	アミノ酸
5	コラーゲン

百貨店、健康・自然食品専門店

◆2004年下半期◆

1	コエンザイムQ10
2	青汁
3	健康茶
4	梅肉エキス
5	雑穀
6	ローヤルゼリー
7	ブルーベリー
8	グルコサミン
9	プロポリス
10	乳酸菌・コラーゲン

◆2005年上半期◆

1	コエンザイムQ10
2	青汁
3	穀類
4	α-リポ酸
5	健康茶

（出典）『健康産業新聞』2005年1月5日、2005年7月6日。

2 健康食品って何だ？

種類も名称もさまざま

一口に健康食品といっても、イメージするものは人によって違うでしょう。黒酢や雑穀のような、見た目は一般の調味料や食べ物とほとんど変わらず、なんとなく健康によさそうだといわれている商品、ビタミン剤など栄養補給用のサプリメント、ガンを治すなど病気への効果を宣伝しているもの……。実に幅広い種類があります。

商品につけられている名称も、「特定保健用食品」「栄養機能食品」「栄養補助食品」「栄養調整食品」「健康補助食品」「サプリメント」など多種多様。いずれも、なんとなく一般の食べ物より健康によさそうだと思わせる名称です。

でも、そもそも特別に健康によい食品とは、何を意味しているのでしょうか？

すべての食べ物はもともと健康食品

食べ物には3つの機能が備わっている、といわれています（図2）。

①第一の機能＝炭水化物、タンパク質、ビタミンなど、生きていくために必要な栄養の摂取源。

②第二の機能＝味や香りなど食事を楽しむ。

③第三の機能＝抗酸化作用、免疫力の強化、血圧や血糖値の調整など、体調を整える。

医食同源という考え方は、古くから知られてきました。そこに示されているように、もともと第三の機能のように、薬効のある成分が入っている食べ物もあるのです。

たとえばリンゴを例に取ると、第一の機能はビタミン・ミネラルの栄養補給で、第二の機能は甘酸っぱい味と香りを楽しむことです。そして第三の機能として、リンゴに含まれる水溶性食物繊維のペクチンが腸内環境を整える効果があることが、農業・生物系特定産業技術研究機構果樹研究所の研究で判明しています。つまり健康にいいわけで、リンゴを健康食品と呼んでもよいでしょう。

その他の食べ物にも、少なくとも栄養素としての機能がありますから、すべての食べ物は健康食品といえそうです。

図2　食べ物がもつ三つの機能

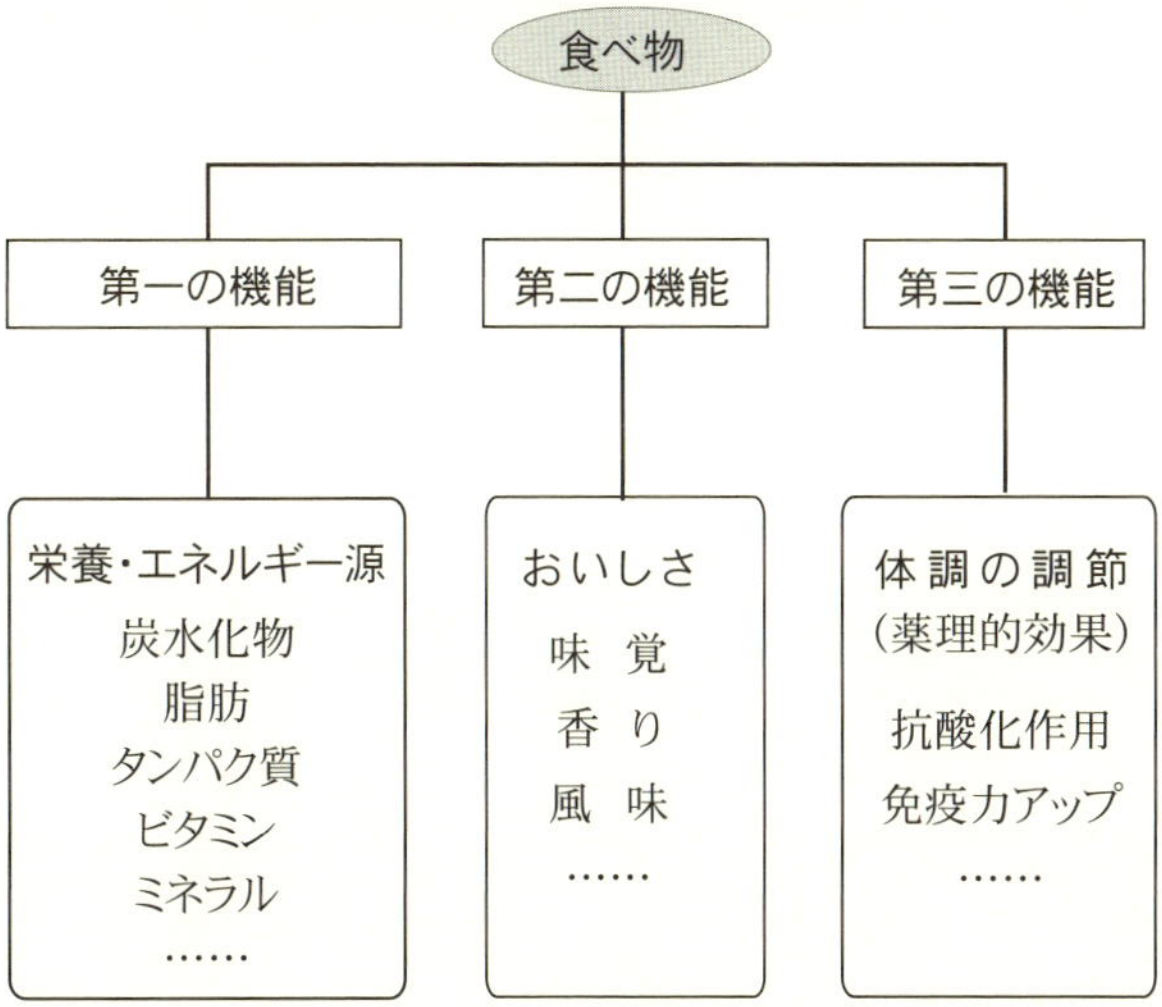

効果がある分、副作用も増える

最近は、お昼のテレビの健康情報番組で、ある食品の健康効果が紹介されると、翌日にはそれが店頭でよく売り切れになります。特定の食品や栄養素が健康や病気に与える影響を過大に評価したり、信じ込んでしまう現象です。こうしたなかば強迫観念にとらわれた健康志向は、フードファディズムと呼ばれます。

特定の食品だけを食べていれば大丈夫という安易な考え方は、栄養の偏りなど逆効果をもたらす可能性があります。しかし、ふつうの食べ物であれば、一度に大量に食べるとしても限界があります。味や香りがあるため、どうしても飽きてしまうのです。また、含まれている薬効成分は微量で、他のさまざまな栄養素や成分といっしょに摂取するので、効果は穏やかです。副作用の心配もありません。

健康食品は、こうした一般の食べ物とは明らかに違います。リンゴにわざわざ「腸を整える効果がある」と表示して、健康食品として販売する店はありません。すべてのリンゴに同様の効果が期待されるからです。

一方、市販されている健康食品は、栄養成分（第一の機能）や薬理的効果が期待される成分（第三の機能）を意図的に増やしたり、抽出して濃縮したりしたものです。成分を増強してあるので、一度に大量に摂取でき、一般の食品より期待できる効果は増します。しかし、それは逆に、副作用など有害性の可能性も増すことを意味しているのです。

栄養素補充型と薬効期待型

市販されている健康食品は、栄養素補充型と薬効期待型に分類できます。

栄養素補充型は、ビタミン剤やミネラル剤など、食生活の乱れによって必要な栄養素が不足した場合の補充を目的としたものです。きちんとした食生活ができていれば、摂る必要はありません。

薬効期待型は、血糖値を下げる、ダイエット、生活習慣病やガンの予防や治療などの効果を期待して摂取するものです。果物として食べるグアバの葉に含まれる**ポリフェノール**による血糖値の低下効果、**ウコン**の肝臓保護作用、**グルコサミン**の膝関節治療効果、**アガリクス**のガンへの効果など、たとえ食生活がきちんとしていても、それだけでは得られない薬効が期待されています。

しかし、薬効を期待させるような表示は本来、医薬品にしかできません。医薬品は、薬事法で以下のように定められています（第2条）。

1　日本薬局方に収められている物
2　人又は動物の疾病の診断、治療又は予防に使用されることが目的とされている物
3　人又は動物の身体の構造又は機能に影響を及ぼすことが目的とされている物＊

つまり、「病気の治療や予防」だけでなく「身体の構造又は機能に影響を及ぼす」目的をもって使われるものは、医薬品なのです。

直接病名を出さなくても、「血糖値を下げる」とか「抗酸化作用で細胞を活性化」「老化防止」などの表現も「身体の構造又は機能に影響を及ぼすこと」に該当するので、医薬品的表現とみなされます。

医薬品は、使い方によっては毒にもなるというのが前提なので、販売前に有効性や副作用などの安全性が審査されて、承認されなければなりません。医薬品と違い、食品はもともと安全であることが前提なので、事前に安全性審査などは必要とされていません。だから、何の規制もせずこうした薬効を期待させるような表示や宣伝を食品に認めるのは、たいへん危険です。

食品に効能表示できるのは保健機能食品だけ

そこで国は、一般の食品と区別し、特別に薬効を表示できる食品として、「特定保健用食品」（通称トクホ）を91年に定めました。人間に対して本当に効果があるのか、安全性に問題はないのかが個別の食品ごとに審査され、許可されています。

さらに01年4月1日には、栄養素補充型用に「栄養機能食品」を新設しました。これは、ビタミンやミネラルのように、栄養素としての働きや必要な摂取量が科学的に解明され、成分の効能表示ができる食品です。適切な量の範囲であれば安全性は高いので、個別の成分について国

＊この2と3が市販される医薬品の定義。1は基本的な薬品の規格基準である薬局方に収められたもので、2や3のような医薬品の原料として使われる。

図3　法律による健康食品・医薬品・一般食品の分類

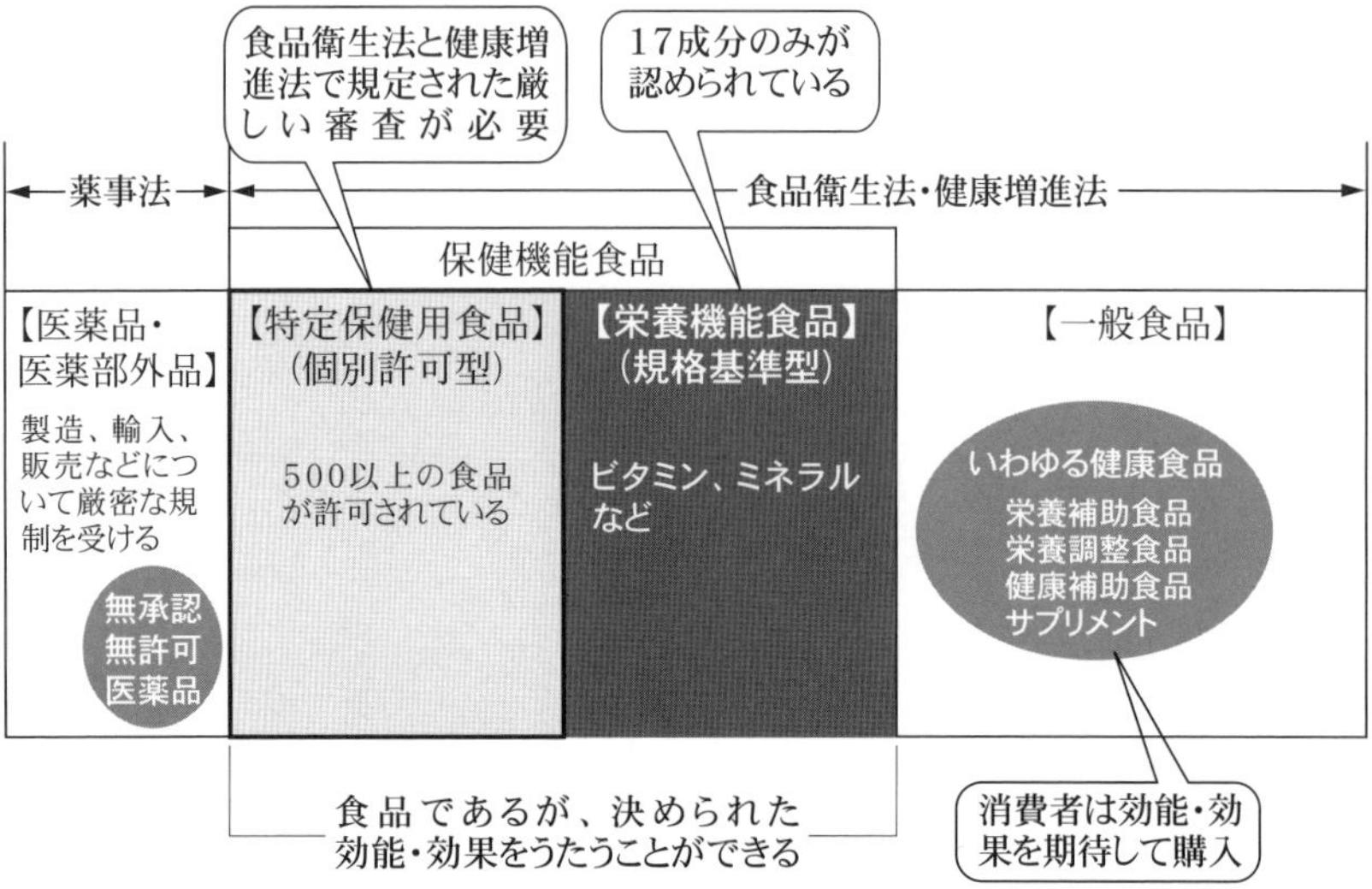

が定めた規格基準（含有量など）に従っていれば、許可や承認の必要はありません。

そして、この二つをあわせて「保健機能食品制度」を施行したのです（図3）。

それ以外の「栄養補助食品」「栄養調整食品」「健康補助食品」*「サプリメント」などは、便宜上「いわゆる健康食品」と呼ばれます。基本的に一般食品と同じ扱いで、有効性や安全性の審査も受けていませんし、栄養素としての必要性も認められていません。

第1・2章で紹介したアマメシバ、中国製ダイエット食品、メリロート、ウコン、コエンザイムQ10、α-リポ酸などはすべて、「いわゆる健康食品」として販売されています。特別な効能・効果を期待させる表示を行うと、薬事法違反です。

＊「健康補助食品」という表示は、（財）日本健康・栄養食品協会（JHFA）という業界団体が認定した健康食品を指す。しかし、JHFAは素材成分の効能や安全性を保証しているわけではない。成分が表示どおりに入っているか、有害な不純物が除去されているかなどの品質を保証しているにすぎない。

3 ビタミンやミネラルなどを補充する栄養機能食品

足りない栄養素を補うのが目的

栄養機能食品は、食生活の乱れや高齢化などによって通常の食生活では十分な栄養素が摂れない場合に補給するための食品。ビタミンやミネラルなど、人間の生命活動に不可欠な栄養素として科学的根拠が医学的・栄養学的に広く認められている成分が対象です。

ビタミンは、「微量で体内の代謝に重要な働きをしているにもかかわらず、自分でつくることができない化合物」。不足した場合には欠乏症*が現れることがわかっています。現在認められているのは、A、B1、Cなど13種類です。その多くは、体を構成するタンパク質、エネルギー源となる糖質や脂質の代謝を円滑に行う潤滑油のような働きをしています。

ミネラルとは鉱物のこと。そのうち、微量ながら栄養素として不可欠なものを必須ミネラルといい、現在知られているのは、カルシウム、ナトリウム、鉄など16種類です。ビタミンと同じく体内で合成できないので、食事から摂らなければなりません。

規格基準と下限値・上限値

これらのうち、国民の栄養調査にもとづいて、ふつうの食事で十分摂取されていると判断され

*ビタミンB_1の欠乏で脚気、Cの欠乏で歯茎からの出血や壊血病、Eの欠乏で貧血など。

るもの*と、データがないもの**を除いたビタミン12種とミネラル5種について、規格基準が設定されています（表4）。

　規格基準では、それぞれの栄養成分の下限値と上限値が定められています。下限値はこれ以上は含有していなければならない値、上限値は最大限これを超えて含有していてはならない値です。

　下限値は、欠乏症を予防するために定められた各栄養成分の一日摂取所要量（厳密には栄養素等表示基準値という）をもとに、設定されました。たとえばビタミンCの場合、一日の所要量は80㎎。その30%が下限値として定められています。

　また、過剰に摂取した場合の被害を防ぐために定められているのが上限値です。決め方は栄養成分によって違いがあります。ビタミンAやEのように食事での摂取上限値が決められているものについては、その値から現実に食事で摂っていると思われる推定値を差し引いた値が、栄養機能食品の上限値です。また、ビタミンB1やCのように食事での上限値がないものは、動物実験で有害でないと推定される上限値から実際の食事の推定値を引いたものです***。

厚労省への届出は不要

　栄養機能食品を製造・販売する場合、メーカーは、その商品の摂取目安量を規格基準の範囲に設定すれば、厚生労働省に認可申請や届出をすることなく、商品にこれらの栄養素の機能について表示できます。

　たとえばビタミンAの場合は、「ビタミンAは、夜間の視力の維持を助ける栄養素です」という表示が許されます。表示の意味は、要するにビタミンAが不足すると夜盲症になるということです。しかし、夜盲症予防と書くと、医薬品的な表現のため薬事法違反になるので、このような表現になっています。

　なお、すべてに以下のような趣旨の注意喚起表示が必要です。

*ビタミンK、リン、カリウム、ナトリウム。

**ヨウ素、マンガン、セレン、クロム、モリブデン、硫黄、塩素、コバルト。

***同じ成分が医薬部外品として販売されているものについては、その上限値と比較し、低いほうに設定する場合もある。

表4　栄養機能食品の規格基準

	栄養成分	1日あたりの摂取目安量に含まれる栄養成分量の下限値～上限値	栄養機能表示
水溶性ビタミン	ビタミンB1	0.3～25 mg	炭水化物からのエネルギー産生と皮膚や粘膜の健康維持を助ける栄養素です。
	ビタミンB2	0.33～12 mg	皮膚や粘膜の健康維持を助ける栄養素です。
	ナイアシン	3.3～15 mg	皮膚や粘膜の健康維持を助ける栄養素です。
	ビタミンB6	0.3～10 mg	たんぱく質からのエネルギー産生と皮膚や粘膜の健康維持を助ける栄養素です。
	葉酸	60～200 μg	赤血球の形成を助ける栄養素です。胎児の正常な発育に寄与する栄養素です。
	ビタミンB12	0.6～60 μg	赤血球の形成を助ける栄養素です。
	ビオチン	14～500 μg	皮膚や粘膜の健康維持を助ける栄養素です。
	パントテン酸	1.65～30 mg	皮膚や粘膜の健康維持を助ける栄養素です。
	ビタミンC	24～1000 mg	皮膚や粘膜の健康維持を助けるとともに、抗酸化作用を持つ栄養素です。
脂溶性ビタミン	ビタミンA	135～600 μg	夜間の視力の維持を助ける栄養素です。皮膚や粘膜の健康維持を助ける栄養素です。
	ビタミンE	2.4～150 mg	抗酸化作用により、体内の脂質を酸化から守り、細胞の健康維持を助ける栄養素です。
	ビタミンD	1.5～5.0 μg	腸管でのカルシウムの吸収を促進し、骨の形成を助ける栄養素です。
ミネラル	亜鉛	2.1～15 mg	味覚を正常に保つのに必要です。皮膚や粘膜の健康維持を助ける栄養素です。たんぱく質・核酸の代謝に関与して、健康の維持に役立つ栄養素です。
	カルシウム	210～600 mg	骨や歯の形成に必要な栄養素です。
	鉄	2.25～10 mg	赤血球をつくるのに必要な栄養素です。
	銅	0.18～6 mg	赤血球の形成を助ける栄養素です。多くの体内酵素の正常な働きと骨の形成を助ける栄養素です。
	マグネシウム	75～300 mg	骨や歯の形成に必要な栄養素です。多くの体内酵素の正常な働きとエネルギー産生を助けるとともに、血液循環を正常に保つのに必要な栄養素です。

（出典）東京都ホームページ（http : //www.fukushihoken.metro.tokyo.jp/anzen/hoei/hoei_015/hoei_015.html）などを参考に作成。

「本品は、多量摂取により疾病が治癒したり、より健康が増進するものではありません。1日の摂取目安量を守ってください」

「厚生労働省による個別の認可を受けたものではありません」

また、過剰摂取リスクがあるものには特別な注意喚起表示が必要です。

ビタミンやミネラルは不足していない

そもそも、日本人の食生活でビタミンやミネラルは不足しているのでしょうか？

図4を見てください。これは、厚生労働省が05年度に行った国民健康・栄養調査の結果をもとに、各栄養成分について所要量の何％摂取しているかをまとめたものです。不足しているのはカルシウムだけです。

ただし、この調査には、一般食品以外に健康食品で栄養補給している人のデータも入っています。一般食品と健康食品（補助食品*と強化食品**）

図4　国民健康・栄養調査での栄養素の充足率

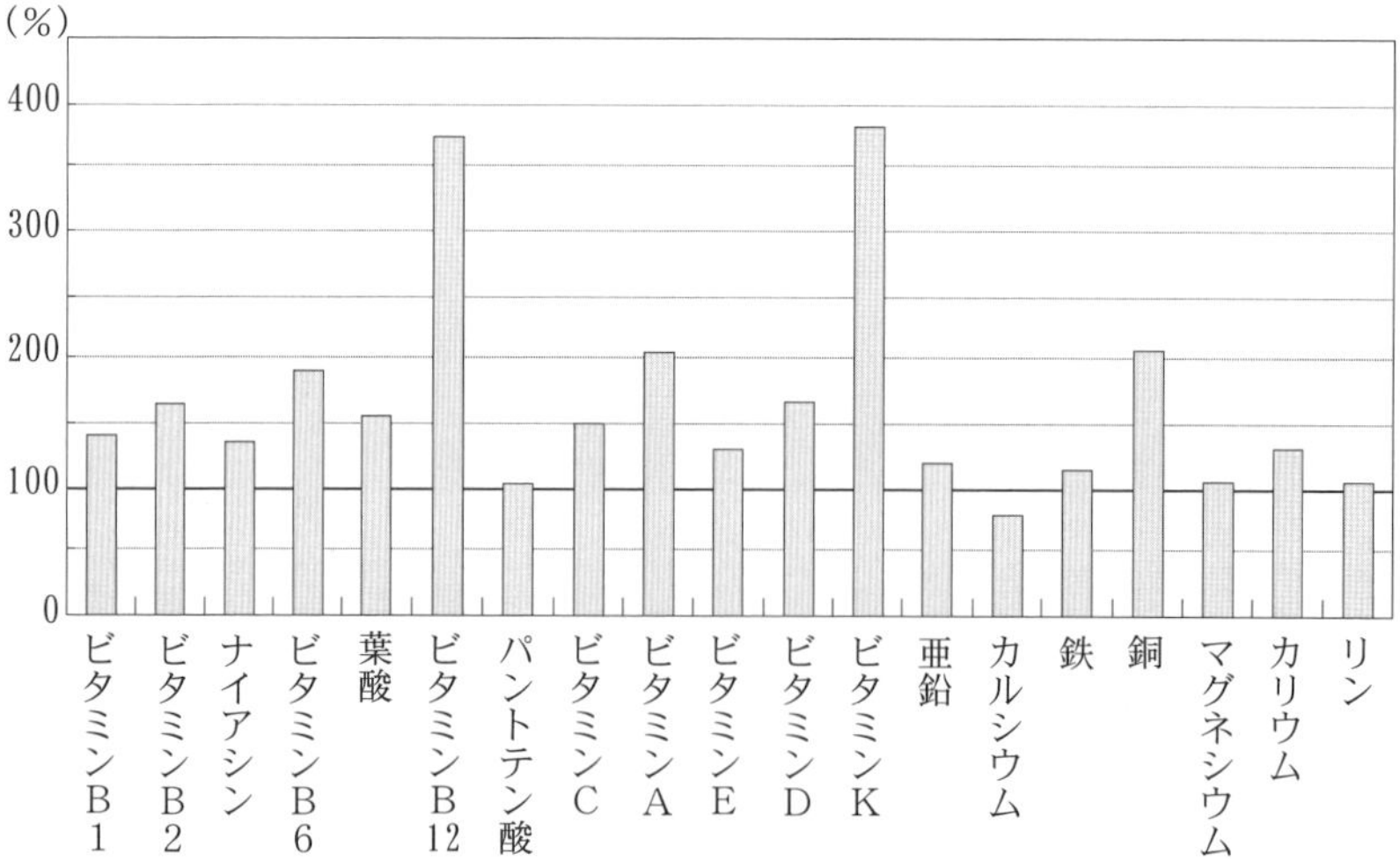

*顆粒、錠剤、カプセルなど。

**カルシウム強化牛乳のように、通常の食品に栄養素が強化されている食品。

に分けて調べた調査によると、ビタミンＢ１についても、一般食品だけの場合はわずかながら不足していました。

カルシウムの不足分は１８２mg。牛乳１６５g（コップ一杯弱）、プロセスチーズ30g程度の量です。ビタミンＢ１の不足分は０・17mg。豚もも肉20g、枝豆75g分です。

各栄養成分の所要量は年齢・性別によって変化し、食事の内容は人によって違います。だから、厳密にはそれぞれの食事内容から判断するしかありませんが、現在の日本人がふつうにとっている食事からは、それほど不足を気にする必要がないのは確かです。仮に不足していたとしても、ほんの少し食べ方に気をつけるだけで簡単に補える量といえるでしょう。

図５　健康食品利用者のビタミンＢ１摂取量（単位mg）

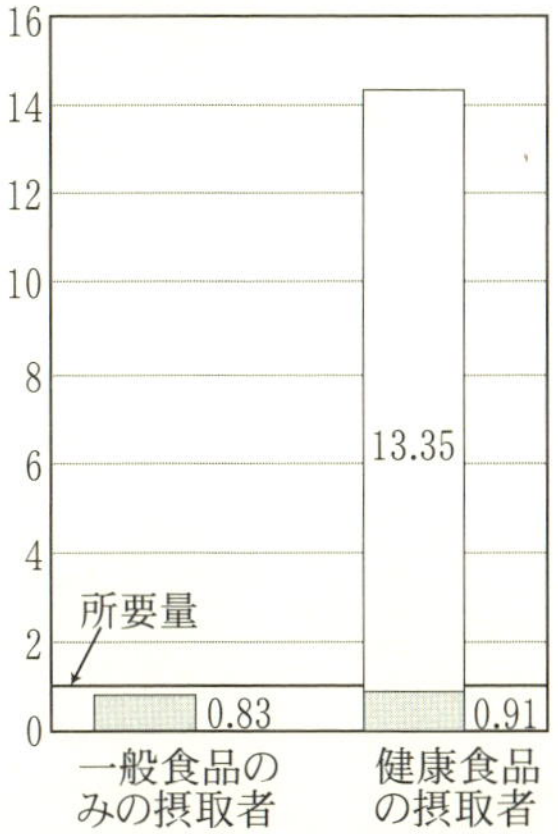

（注）［網掛け］一般食品、［白］健康食品。

健康食品摂取者は過剰摂取

逆に健康食品をよく摂っている人の場合、所要量を大きく上回る量を摂取しています。たとえばビタミンＢ１の場合、14・26mg摂っていて、所要量（１・０mg）のなんと14倍です（図５）。ビタミンＢ１は水溶性なので、過剰な分は尿から排泄され、とくに危険ということはありません。でも、お金の無駄にはなっていますね。

05年２月から、栄養機能食品には、こんな表示が義務付けられるようになりました。

「食生活は、主食、主菜、副菜を基本に、食事のバランスを」

栄養機能食品を購入する前にこの表示を見て、本当に補給する必要があるか、もう一度考えてみてください。

4 過剰な期待は禁物の特定保健用食品

世界的に評価は高い

特定保健用食品（通称トクホ）は、「おなかの調子を整える」とか「血糖値の上昇を抑制する」というように、効能・効果の表示が許可された食品です。

本来は、もともと食品中に存在する成分だけを対象とするはずでした。ところが、97年からは大塚製薬のファイブミニに使われる食物繊維など化学合成品も認められています。また、薬事法への抵触を避けるため、当初は一般の食品と同じ形態しか許可されていませんでした。しかし、01年の保健機能食品制度の施行以降は、カプセルや錠剤の形態も認められています。

トクホの出発点は、84年に文部省（当時）が始めた食品の機能性についてのプロジェクトです。食品の三つの機能（37ページ参照）という概念がつくられたのも、このプロジェクトの成果でした。そして、88年に厚生省（当時）が機能性食品の制度化のために懇談会をつくり、91年に制度化されたのです。

トクホは、効能・効果の表示を許可する条件として、有効性と安全性について人間での臨床試験による証明を義務付けています。食品に人間での臨床試験を義務付けている制度はトクホ以外に世界的にもなく、画期的であると評価されてきました。

図６　トクホのマーク

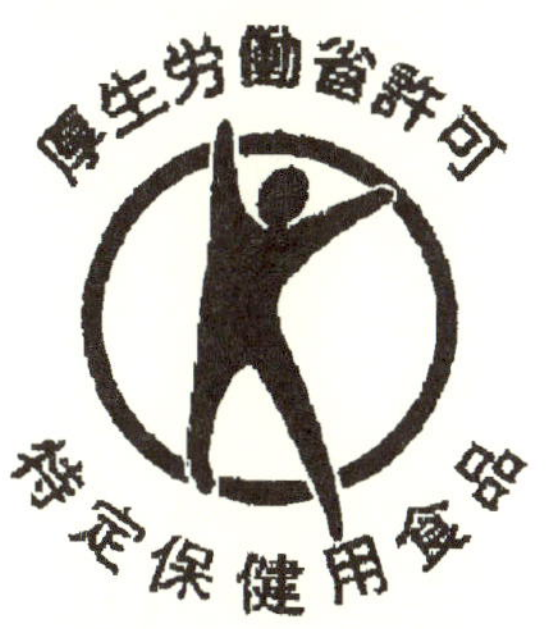

その審査は、有効成分に対してではなく、個別の商品に対して行われます（個別認証）。たとえ有効性がある成分が入っているとしても、食品の形態によって成分や組成は変わります。だから、同じ成分を使っていても、たとえば粉末とミルクや油では消化や吸収のされ方などに変化が生じるわけです。ここに、商品化された食品ごとに有効性を検討する大きな意味があります。

審査を受けて承認された商品には、図６のようなマークがつけられます。

生活習慣病予防目的の商品が増加

承認された商品は、05年８月末現在で532品目です。

制度が始まった当初は、森永ビヒダス、明治ブルガリアヨーグルトLBのように、オリゴ糖や乳酸菌など「おなかの調子を整える」食品が圧倒的に多く、97年の時点では売り上げの92％を占めていました。しかし、最近は①「コレステロール低下」、②「血糖値上昇抑制」、③「血圧低下」、④「中性脂肪・体脂肪低下」など生活習慣病予防の効能をうたった食品の売り上げが急増。97年の７％から03年には20％にまでなりました（図７）。

たとえば、①は味の素のピュアセレクトサラリア、②はヤクルトの番爽麗茶《ばんそうれいちゃ》、

図７　特定保健用食品のおもな用途別市場構成の変化

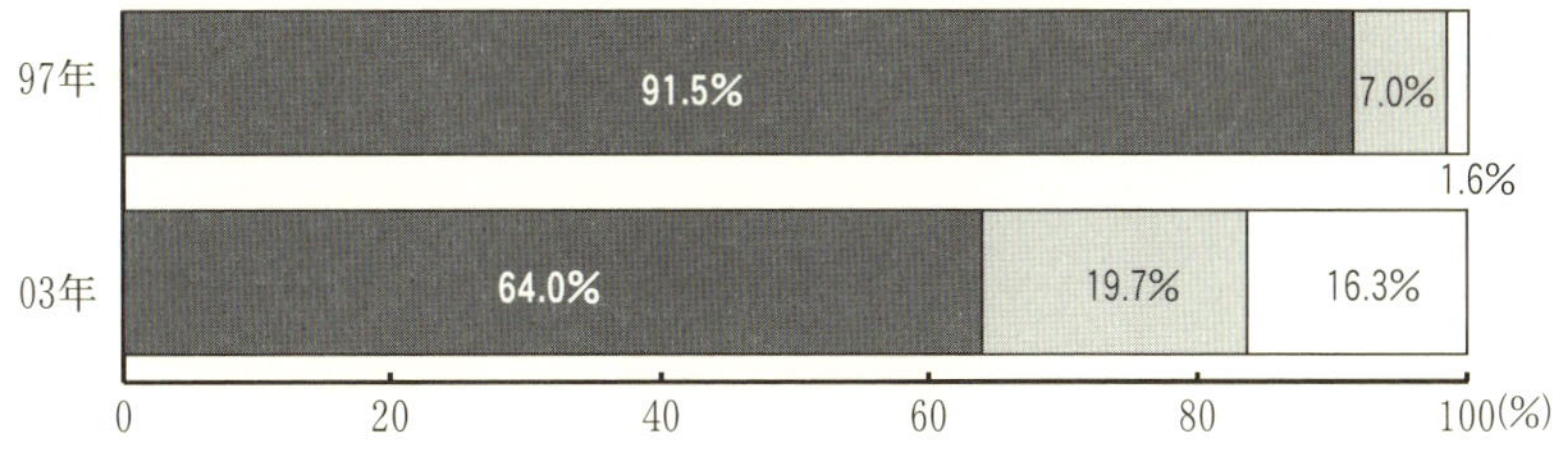

（注）■整腸関連（オリゴ糖、乳酸菌、食物繊維など）
▒生活習慣病関連（コレステロール、血圧、血糖値、中性脂肪など）
□その他（ミネラル、歯）

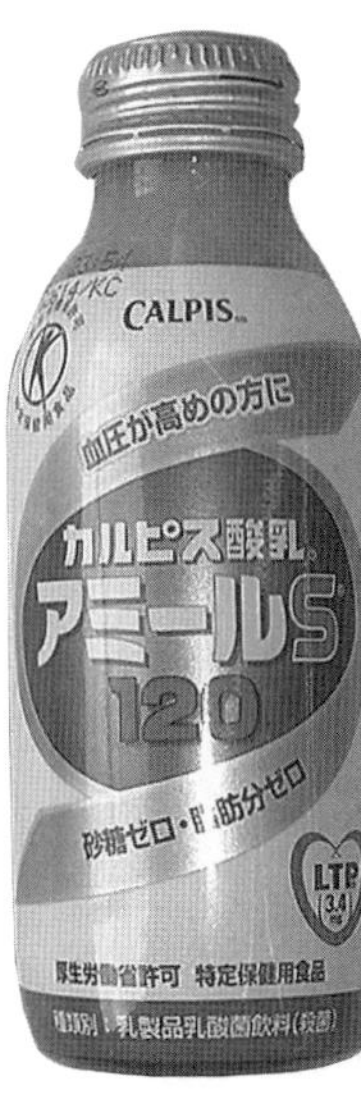

③はカルピスのアミールＳ１２０、④は花王のエコナクッキングオイルなどです。

そのほか、ロッテのキシリトールガムのような歯や骨への効果をうたった食品や、サントリーの鉄骨飲料のようなカルシウムなどミネラル吸収促進食品もあります。

審査は医薬品ほど厳しくない

医薬品の場合、まずマウスやラットなどの実験動物を用いて、毒性と有効性の試験を実施。これをパスすると、人間を対象にした臨床試験に入ります。臨床試験は三段階。第一段階は、健康な人を使った安全性試験です。第二段階は、少数の患者に対して、安全で有効な用法と用量を調べます。そして第三段階で、より多くの患者を対象に、実際の治療に近い形で有効性と安全性を確認します。医薬品の開発にかかる期間は10～20年、費用は平均数百億円程度です。

トクホの場合も、まず実験動物による試験を行いますが、人間による臨床試験は医薬品ほどの厳しさではありません。医薬品の第一段階と第二段階の中間くらいに位置する試験が行われます。たとえば「食後の血糖値の上昇抑制」では、健康な人と健康診断などで血糖値が高めな人をそれぞれ対象にして、適正用量、過剰摂取の影響、有効性などを調べます。開発期間は3～10年、費用は数千万～数億円程度です。

予防的意味しかない

トクホに関して注意しなければならないのは、あくまで予防的意味しかないということです。効果があるといっても、その効果は病人を対象にした試験で得られたものではありません。

トクホの試験対象者は、病気予備軍と呼ばれる人たちです。血糖値を例にとると、空腹時の血糖値が、正常値（110㎎／dℓ未満）と糖尿病と診断される値（125㎎／dℓ以上）の間の人たち（境界域）を対象にしています。したがって、糖尿病と診断された患者の場合は、トクホに頼らず、きちんとした治療を受ける必要があるわけです。

05年6月1日に放送されたNHKテレビの『生活ほっとモーニング』は、トクホについて特集していました。効果を実感しているかというアンケートに対しては、87％が「実感していない」という回答です。そして、興味深い実験結果が放映されたので、以下に紹介します。

悪玉（LDL）コレステロールが基準値を超えている女性が、トクホとして承認された「コレステロールを下げる」というマヨネーズ、油、ヨーグルトを積極的に4カ月使用したそうです。ところが、悪玉コレステロール値は減少せず、逆に4％ほど上昇していました。

トクホのマヨネーズの一日摂取目安量は、大さじ1杯（15ｇ）です。この女性は、それ以上摂取していました。彼女の場合、食品をトクホに換えるより以前に、マヨネーズなど摂りすぎの脂肪分を減らすほうが必要でした。トクホを使っているという安心感で、生活習慣の見直しがおろそかになった場合、さらに症状を悪化させる可能性があるわけです。26ページで紹介した松岡助教授は、こう述べています。

「生活習慣病の予防を含めた健康増進には、何を摂取するかより、何を摂らないかを判断するための情報が重要です。食事、運動、禁煙など生活の改善を優先するように、私は指導しています」

5　危険な「いわゆる健康食品」

もっとも問題なのは、保健機能食品以外の「いわゆる健康食品」と呼ばれるものです。これらは、法律上は一般食品と同じ扱いで（40ページ図3）、特別な効能・効果の表示はできないことになっています。しかし、実際には、これらの商品をふつうの食品として食べる人はいません。何らかの薬効を期待して、摂取しています。そして、そこで健康被害が起きているのです。では、なぜ、このような制度が許されているのでしょうか？

以前は厳しく薬と食品を区別していた

保健機能食品の制度が始まった01年以前は、医薬品のような効果を期待させる食品は厳しく規制されていました。トクホは91年から存在していましたが、薬事法に抵触しないように、食品の形態をしたものしか許可されないなどの制限があったのです。

図8に、01年3月までと4月以降の食品と医薬品を区別する基準をまとめました。01年3月までは、問題となる原材料を、①医薬品として使用されているものと、②民間薬のように伝承や慣行によって医薬品的な効果があると期待されて使用されているものに分類。さらに①を3つ、②を2つに分けていました。

①医薬品として使用されているもの

ⓐもっぱら医薬品として使用されるもの（アス

ピリンなどの化学的合成品、抗生物質、一部の生薬、コエンザイムQ10、α-リポ酸など)。

(b)おもには医薬品だが、食品にも使用されることがあるもの(**ビタミン、ミネラル、ウコン、高麗人参など**)。

(c)日常的に食品としても使用されるもの(**肝油、乳酸菌、ニンニク、ハチミツ、卵黄など**)。

そして、(a)の成分が食品に含まれていた場合には即無承認医薬品として、販売禁止措置が取られました。(b)のように食品にも使用されることがある成分でも、カプセルや錠剤など成分を濃縮した場合は、医薬品としてみなされます。医薬品としての承認を受けていなければ、違法医薬品として販売禁止となっていました。

②伝承や慣行によって医薬品的な効果があると期待されて使用しているもの

(a)通常の食生活では食品と認められないもの(**イチョウの葉、クマザサ、ゲルマニウム、レイシなど**)

(b)通常の食生活でも食品と認められるもの

図8　食品と医薬品の区分

2001年3月まで

		成分	医薬品とみなす範囲
①医薬品として使用されているもの	(a)	もっぱら医薬品として使用されるもの	すべて
	(b)	おもには医薬品だが、食品にも使用されることがあるもの	錠剤やカプセルなどの形状
	(c)	日常的に食品としても使用されるもの	
②民間薬のように伝承や慣行によって医薬品的な効果があると期待されて使用されているもの	(a)	通常の食生活では食品と認められないもの	錠剤やカプセルなどの形状
	(b)	通常の食生活でも食品と認められるもの	

2001年4月以降

成分	医薬品とみなす範囲
もっぱら医薬品として使用されるもの	無条件に医薬品(約300)
(医薬品的効能・効果を標榜しないかぎり)医薬品と判断しない(食品と認められる)成分	医薬品的効能・効果を標榜しないかぎり食品(約1700～1800)

(注)①(c)と②(b)に該当する錠剤やカプセルなどの形状の場合、品質保全など客観的な必要性が認められないものは、医薬品とみなす。

(出典)「医薬品の範囲基準の見直しに関する検討会」第1回会議(1999年5月12日)資料をもとに作成。

（アセロラ、魚油、クロレラ、玄米胚芽、コンフリー、アシタバの葉、スピルリナ、ローズヒップ*など）

ⓐについては、錠剤やカプセルなど成分を濃縮したものは、自動的に医薬品として規制されていました。形状による規制を厳しくしていたおかげで、食品に含まれる薬効のある成分を抽出・濃縮したものが食品として販売されることを禁止できていたのです。

アメリカからの圧力で大幅な規制緩和

しかし、こうした食品と医薬品の厳密な区分に対して、アメリカが大きな圧力をかけてきました。

アメリカは94年に、「ダイエタリー・サプリメント（栄養補助食品）」という制度をつくりました。それは、ビタミンやミネラルなど栄養素としての必要性が科学的にはっきりしている成分だけでなく、コエンザイムQ10などのように必要性が不明な成分を含んだものや、生薬・ハーブ類など薬効のあるものまでを、すべて同じように取り扱い、食品として販売することを許可する制度です。形状は、カプセルや錠剤などで、具体的な病名にふれないかぎり、効能や効果も企業の裁量で自由に表示できます（詳しくは第4章1参照）。

そして94年以降、日米市場開放協議のなかで、こうしたサプリメントを日本でも食品として販売できるように、圧力をかけてきたのです。**

日本政府は97年に、まず**ビタミン13種類**について、錠剤やカプセル状のものを食品として販売できるように規制緩和を行いました。続いて98年には、**イチョウの葉**、**エキナセア*****、**ノコギリヤシなどの薬用ハーブ7種類**、99年には**ミネラル類11種類**についても、規制を緩和します。さらに、01年には従来の食品と医薬品の区分を全面的に見直し。もっぱら医薬品として使用されるもの以外は、医薬品的効能・効果を標榜しないかぎり食品と認められる（医薬品と判断しない）という

＊野生のバラ。オイルやお茶に利用する。

＊＊127ページの年表参照。

＊＊＊北米に分布するキク科の植物。ネイティブアメリカンのあいだで、カゼなどの予防に使われてきた。

ように、規制を緩和しました。

その結果、何が起きたのでしょうか。

たとえば、イチョウの実（銀杏《ぎんなん》）なら、日本人は食べてきました。一方、**イチョウの葉のエキス**は食べた経験がありません。そうしたものまでが、食品として販売できるようになったのです。イチョウの葉のエキスは、ヨーロッパで、漢方薬のような伝統的医薬品として使われてきました。本来であれば、日本でも医薬品として扱われるべきです。ところが、薬用植物を食品として認めたアメリカを経由することで、食品として日本に輸入されています。

それればかりか近年では、コエンザイムQ10やα-リポ酸のように、「もっぱら医薬品」扱いだった成分に対しても見直しを行い、食品としての流通を認める例が増えてきました。

問題は、そうした食品と医薬品の区分がどんな審議を経て、どんな根拠で決定されたのか、公開されていない点です。私たちが知らないあいだに、いつのまにか食品として販売できる成分が増えています。

量によるリスクを考慮していない

食品と医薬品の区分に関するもうひとつの問題は、量によるリスクをまったく考えていないことです。たしかに、ふつうの食品に含まれる量なら安全かもしれません。しかし、カプセルや錠剤などに抽出して濃縮した場合、無制限に摂取しても安全なのかどうかは別です。ところが、ある成分に対して食品に使用できるという判断を下すとき、この量についての判断はまったく行われていません。

コエンザイムQ10は01年に食品への利用が認められ、04年に健康食品として大ヒット。急速に普及しました。その後、食欲不振や下痢などの健康被害が起きていることが判明。医薬品としての服用量は一日30㎎なのに対して、健康食品には一日１００㎎の商品もあったのです。そこで05年８月、安全な摂取量について食品安全委員会で評価することになりました。

しかし、医薬品としてのコエンザイムQ10の添付文書には、食欲減退、吐き気、下痢、血尿、貧血などの副作用が起こると書いてあります。当然、健康食品として使用した場合でも同様の症状が起きることは予想できていました。01年に食品としての使用を認めた段階で、安全な摂取量も定めていれば、健康被害は防げていたにちがいありません。

医薬品より危険な部位が食品に区分

食品と医薬品の区分では、有害なものは食品に分類されないはずです。しかし、「食薬区分での審査は不明瞭なうえ、あきれ返るほどいいかげん」と指摘する研究者もいます。それは東京大学薬学部名誉教授の齋藤洋博士。「一般用医薬品としての生薬製剤（西洋ハーブを含む）の審査のあり方に関する検討会」の座長を務めた方です。博士は、こう指摘しています。

「たとえば**サイシン**という生薬は根の部分だけ使用し、葉の部分は使用しない。葉などの地上部には有害なアリストロキア酸が入っているからだ。それなのに、食薬区分ではサイシンの葉の部分が食品として認められている。発見したとき、すぐ注意したのに、いまだに修正されていない」

漢方薬に使われる生薬には、部位によって有害な成分が含まれるものがあります。アリストロキア酸は人間に対して腎臓障害を起こすほか、発ガン性も指摘されています。90～92年には、ベルギーで起きた漢方薬入りダイエット薬による腎臓障害の原因にもなりました。人工透析や腎臓移植を受ける被害者も出たほか、尿路系のガンの発生も報告されています。

日本でも、近畿地方で**関木通**《かんもくつう》とよばれる中国製生薬を配合した健康食品を摂取した人に腎炎が発生。その健康食品からアリストロキア酸が検出されました。

6 「いわゆる健康食品」は8割以上が表示違反

効果を意図すれば薬事法に抵触

アメリカの圧力に屈して規制を緩和したとはいえ、制度上まったくアメリカと同じになったわけではありません。アメリカでは効能・効果の表示規制が緩く、たとえばグルコサミン（第6章5参照）のサプリメントに対して、「膝関節の機能をサポートします」という表示が可能です。日本で同じような表示をすると、医薬品的効能・効果とみなされ、薬事法違反となります。

しかし、新聞広告を見ると、グルコサミンを使った健康食品には「フシブシの健康に!!」とか「ひざの友」といったキャッチフレーズが大

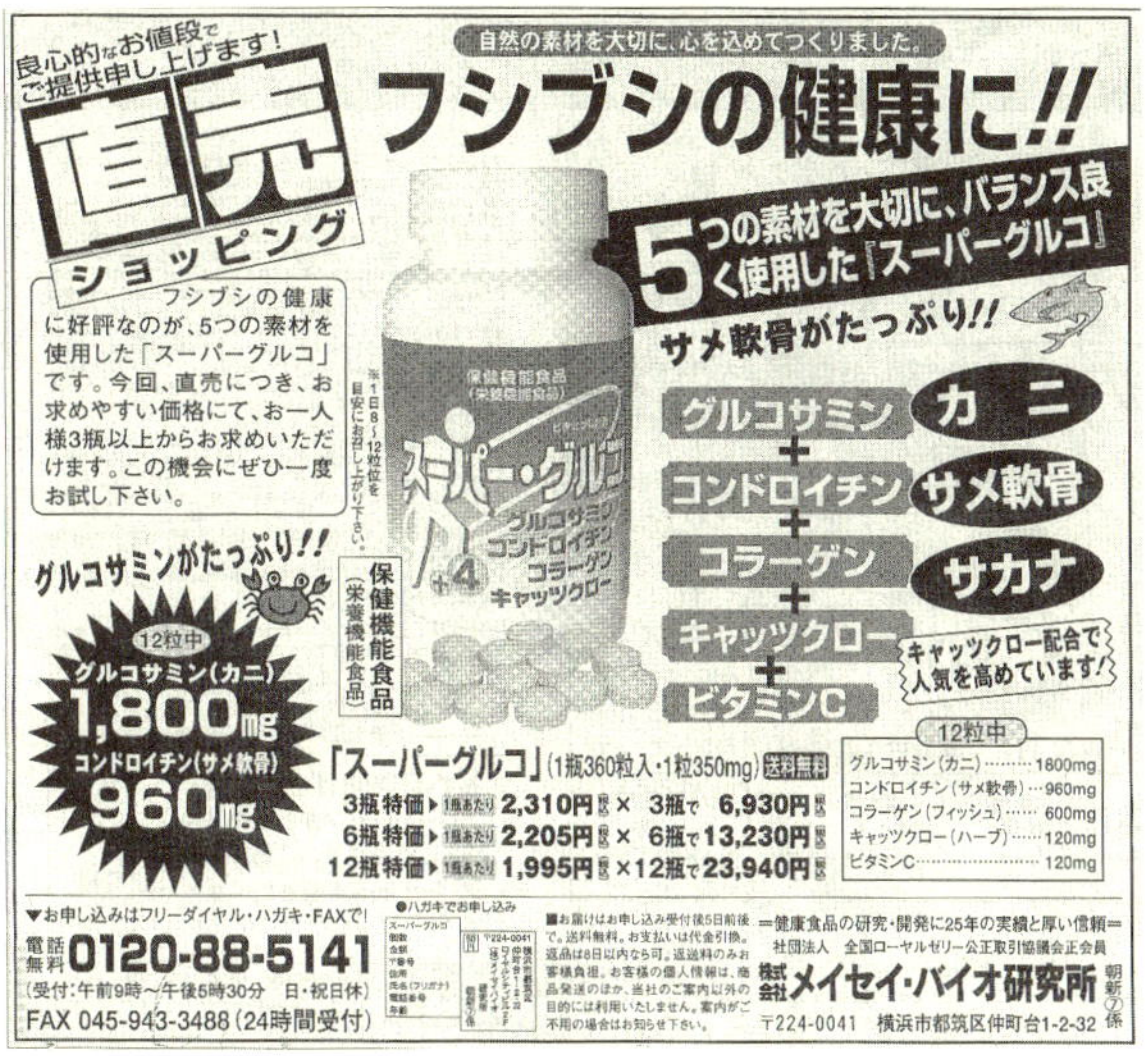

『朝日新聞』(05年7月27日)の広告

きく書いてあります。これらは、関節痛に効果があることを暗示した表示です。そこで、薬事法違反ではないのかと東京都福祉保健局健康安全室健康安全課に問い合わせてみました。

「表示が何を目的としているのかが重要です。フシブシとは関節を意味するのか？ その関節に効果があるということを主張したいのか？ 表示の意図をメーカーに聞く必要があります。仮に関節に効果があるという意図だとしたら、薬事法に抵触します」

また、表現をあいまいにすれば、薬事法を逃れられるというわけではなさそうです。健康食品販売業者の一部には、「ガンが治った」と表現すれば薬事法違反で、「ガン細胞が消えた」と表現すれば違反にはならないと言う人もいます。でも、それほど簡単なものではありません。表5の違反例を見ても、それがわかるでしょう。

表５「いわゆる健康食品」の表示・広告の薬事法違反例

⑴病気の治療か予防を暗示していると判断された例
①おなかの調子はどうですか（トクホ以外） ②肝臓を気にしている方に使用されてきたハーブです ③体の疲れ、心の疲れ、色々な疲れ、疲れた体に（疲労回復効果を述べており、疾病治療または予防を目的） ④血圧の気になる方へ（トクホ以外） ⑤リウマチの方へ ⑥便秘でお困りの方へ
⑵体の特定部位に作用を及ぼすかのような表現
①視力が気になる方に、目を使う方に、目の栄養 ②あなたの理想のバストに確実に近づけます
⑶体の構造・機能の増強を暗示していると判断された例
①血液を弱アルカリ性に保つのに効果的 ②コンドロイチンが不足すると組織の弾力性が失われる ③ダメージを受けた筋肉をすばやくサポート ④抗酸化成分の働きで ⑤血液の流れを良くしましょう ⑥脂肪に直接作用し、分解する ⑦内臓脂肪を燃やします ⑧免疫が弱っている人へ、免疫を増強させます

（出典）東京都ホームページ（http://www.fukushihoken.metro.tokyo.jp/yakuji/kansi/cm/jirei.html）をもとに作成。

効果が本当でも違法となる

健康食品による健康被害や消費者トラブルは、後を絶ちません。それを重く見た東京都は、関係する部局が連携して年２回、市販の

表6　健康食品の表示に関する法規制

	薬事法	健康増進法	景品表示法	特定商取引法
違反とみなされる表示	医薬品と誤認させるような効能の表示・広告	医師などの診療によらなければ重大な結果を招くおそれのある重い病気の治療(予防)を目的とする、根拠が適切でない広告その他の表示厚生労働省などがお墨付きを与えていると誤認させる誇大表示	消費者に誤認されるおそれのある誇大・虚偽表示	訪問販売や通信販売などでの、不実勧誘や誇大広告
違法とみなす判定の根拠	実際の効果の有無や根拠の程度には関係なく、医薬品的効能・効果を表示・宣伝した時点で違法と判定	表示の科学的根拠が十分でない場合に、虚偽誇大広告として違法と判定	表示の根拠となる資料の提出を求め、十分な資料が提出されない場合は不当表示と判断し、違法と判定	表示の根拠となる資料の提出を求め、十分な資料が提出されない場合に、勧誘や広告を不実勧誘、誇大広告などとみなし、違法と判定

健康食品(1回80品目)を買い上げて、成分の分析や表示・広告に関する違反を検査してきました。その結果を見ると、健康食品の表示・広告の違反例は8割にものぼります。

健康食品の表示に関連する法律は、薬事法だけではありません。効能・効果の表示・宣伝関連では健康増進法と不当景品類及び不当表示防止法(景品表示法)、通販や訪問販売の場合は特定商取引に関する法律(特定商取引法)です(表6)。

たとえば「ガンに効く」と表示・宣伝した場合、薬事法では、本当に効くという根拠の有無にかかわらず、即違反になります。効果に根拠がない場合は当然ですが、本当に効果がある場合も、なぜ違法なのでしょうか？　それは、医薬品の場合は毒になる可能性もあるから、審査を受けて承認された医薬品を製造・販売の許可を受けた業者だけが扱うことができるためです。だから、食品に表示したら違法になります。

一方、健康増進法、景品表示法、特定商取引法の場合は、即違反ではありません。まず、ガンに効くという表示・宣伝の根拠になる情報の提出を求めます。そして、提出できなかったり、提出しても十分な根拠と判断されなかったとき違法になるのです。

これまでに、景品表示法違反でイデアル製薬、ネビオス、日商ストックマネージメント、バリアスラボラトリーズの４社が、いずれもダイエット食品で排除命令*を受けています。特定商取引方ではサッポロ製薬が業務停止命令を受けました。通信販売でダイエット健康食品を販売していたサッポロ製薬の場合、「満足できなければ、全額返信します」と表示。ところが、返金を求められると、商品摂取中の詳細なダイエット報告や、返金希望の理由（１００字以上）を記載した書面、宅配便送り状の写しの提出という厳格な条件を課すなど、より悪質でした。

たくさんの広告を調べてみた印象では、薬事法を厳格に適用すれば、８割どころではなく、いわゆる健康食品はほとんど全部が違法になるでしょう。たとえば、前立腺肥大に効果があると期待されているノコギリヤシエキスについている「トイレの近い方に！」とか「中高年男性の悩みに」や、強壮作用があると期待されているマカについている「生涯元気、夫婦円満」という宣伝文句などです。厳格な適用で、被害を未然に防ぐことが可能だと思われます。

赤信号みんなで渡れば怖くない？

東京都の担当者は、こう言っていました。

「厳密に法律を適用すればほとんど違法状態。われわれは必要に応じて指導しているが、実際問題として全部に対応できるかといえば、数が多すぎて対応しきれない。深刻な被害が出ているものだけに優先して、対応するしかない」

これでは、赤信号をみんなでいっせいに渡っているような状態です。それでも、被害者がいないのであれば、目くじらを立てるほどのことはないかもしれません。では、そもそも被害事例はきちんと把握されているのでしょうか？

＊公正取引委員会が命じる行政処分でもっとも重いもの。商品の表示が消費者を誤認させるものであったことを新聞紙面で公示し、今後同様の表示をしないことを命じる。官報にも告示される。

7　本当は被害は少なくない

医療関係者の２割が被害事例を経験

東京都内の医師・薬剤師の約2割が、健康食品が原因と疑われる健康被害事例を経験していたことが、都の調査でわかりました。東京都が都内約７００人の医療関係者を対象に05年の1～3月にかけて実施した、アンケートと聞き取り調査の結果です。

調査結果を報道した新聞記事によると、被害には、こんなケースがありました。

「『にがり』の摂取で、２人が高カルシウム血症になり、１人はすい炎で死亡した、抗がん治療中の患者が吐き気を訴えるので、副作用と判断したが、後で親せきに進《ママ》められた健康食品が原因だと分かった」（『毎日新聞』05年6月21日）

埋もれている被害の可能性

調査を行った東京都食品安全情報評価委員会の「健康食品」専門委員会でも、「医者に、健康食品による健康被害の報告の必要性に関する認知度が全体として低いのではないか」という懸念が出されていました。

調査では、「診療時に、患者の健康食品利用の有無を確認しているか」という質問をしています。これに対して、「必ず確認している」と答えたのは、開業医では４％にすぎません。そして、

「必ず確認している」と答えた医師の場合、50%が健康被害事例を経験していました。ここから、医師の健康食品への関心の薄さのために、見過ごされている健康被害が存在する可能性が高いと推測されます。

報告制度を知らない医者が7割

健康食品による被害事例については、厚生労働省がモニターし、必要に応じて公表する制度があります。02年に起きた中国製ダイエット食品による死亡事件をきっかけに、厚生労働省が被害防止対応要領を策定したのです。そのなかで、製品名の公表については、つぎのように定められています。

「因果関係が完全に解明されていなくとも、調査の結果からその可能性が疑われる場合等、健康被害拡大防止のために必要であると認めたときは、住民に対して注意を喚起するため、健康被害の原因と考えられる健康食品等の製品名等

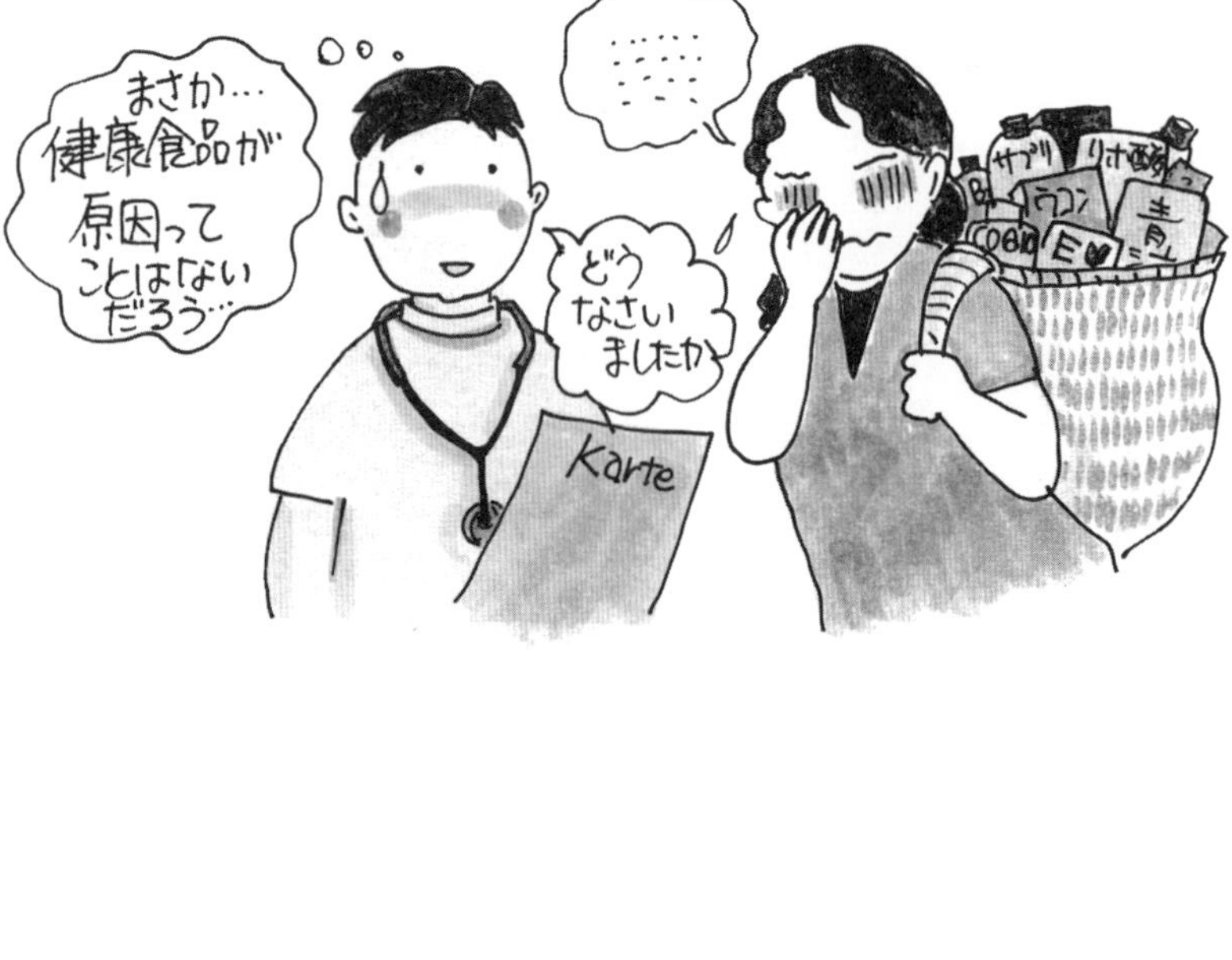
まさか…健康食品が原因ってことはないだろう…
どうなさいましたか
Karte
サプリ
ウコン

を公表する」

しかし、実際に公表されたケースはわずか。中国からの輸入品を除くと、02年のアマメシバと03年のメリロートだけです。

東京都の調査でわかった被害事例は、厚生労働省に報告されていないと思われます。この調査で、「厚生労働省の報告制度を知っているか」という問いに対して、「知っている」と答えた医師は29％にすぎなかったからです。公表データが少ないのは、実際に被害が起きていないのではなく、報告されていないだけである可能性が高いのではないでしょうか。

無視されたアガリクスによる劇症肝炎

せっかく医師が報告しても、厚生労働省が公表を止めてしまう場合もあるようです。アガリクスが原因と疑われる劇症肝炎での死亡例が厚生労働省に報告されたにもかかわらず、「因果関係不明」という理由で公表が見送られていたという事実が、04年4月11日の『神戸新聞』に掲載されました。03年8月、神戸医療センターで肺ガンの切除手術を受けた神戸市内の60代の男性のケースです。

男性は退院後の9月末にアガリクスを購入し、再発防止のために、適量を毎日飲んでいたそうです。ところが、約3週間後に体調を崩し、神戸医療センターで劇症肝炎と診断されて入院。飲んでいたアガリクスを男性のリンパ球と反応させる薬物アレルギー検査を行ったところ、陽性と出ました。男性はアレルギー体質はなく、一般の肝炎ウイルス検査も陰性だったため、同センターが神戸市に「アガリクスによる急性肝炎がもっとも疑われる」と連絡。神戸市から厚生労働省に情報が送られました。

しかし、厚生労働省は「（神戸医療センターの）副院長が『因果関係はわからない』と言っている」などとして、公表を見送ったのです。当の副院長は、私の取材に対して、こう答えていま す。

「『断定できない』という意味で言ったのであって、状況的証拠から見れば（因果関係は）否定できないし、きわめて怪しいと思っている」

せっかくつくられた被害防止対応要領ですが、可能性が疑われるだけであっても積極的に公表して被害の拡大防止に努めるという本来の趣旨から逸脱しているようです。

人体実験にすらなっていない

本当に効果があるのか、副作用のリスクはないのかなど肝心な証拠が不十分なまま、一般食品として販売が許可されている、現在の健康食品。私たち一般消費者が自腹を切って人体実験の被験者になっている、という見方もできるかもしれません。

でも、実際には、人体実験にすらなっていないのです。少なくとも人体実験であれば、私たちの犠牲のうえに、健康食品の有効性や安全性の向上に利用されるでしょう。ところが、健康食品の摂取が原因で体調をくずしたり、病気になっても、事態は改善されていないのが現実です。

メーカーに連絡しても、健康食品メーカーには医薬品のような副作用の報告義務はありません。握りつぶされるだけです。病院に相談しても、医者が被害防止対応要領を知らないので、見過ごされる可能性が高いでしょう。仮に厚生労働省に報告されても、よほど証拠が強くないかぎり、情報の公表などの対策は取られません。

要するに、誰も被害事例をきちんとモニターなどしていないのです。これではムダな人体実験が永遠に続けられることになります。

第4章

外国ではどう規制されているのか

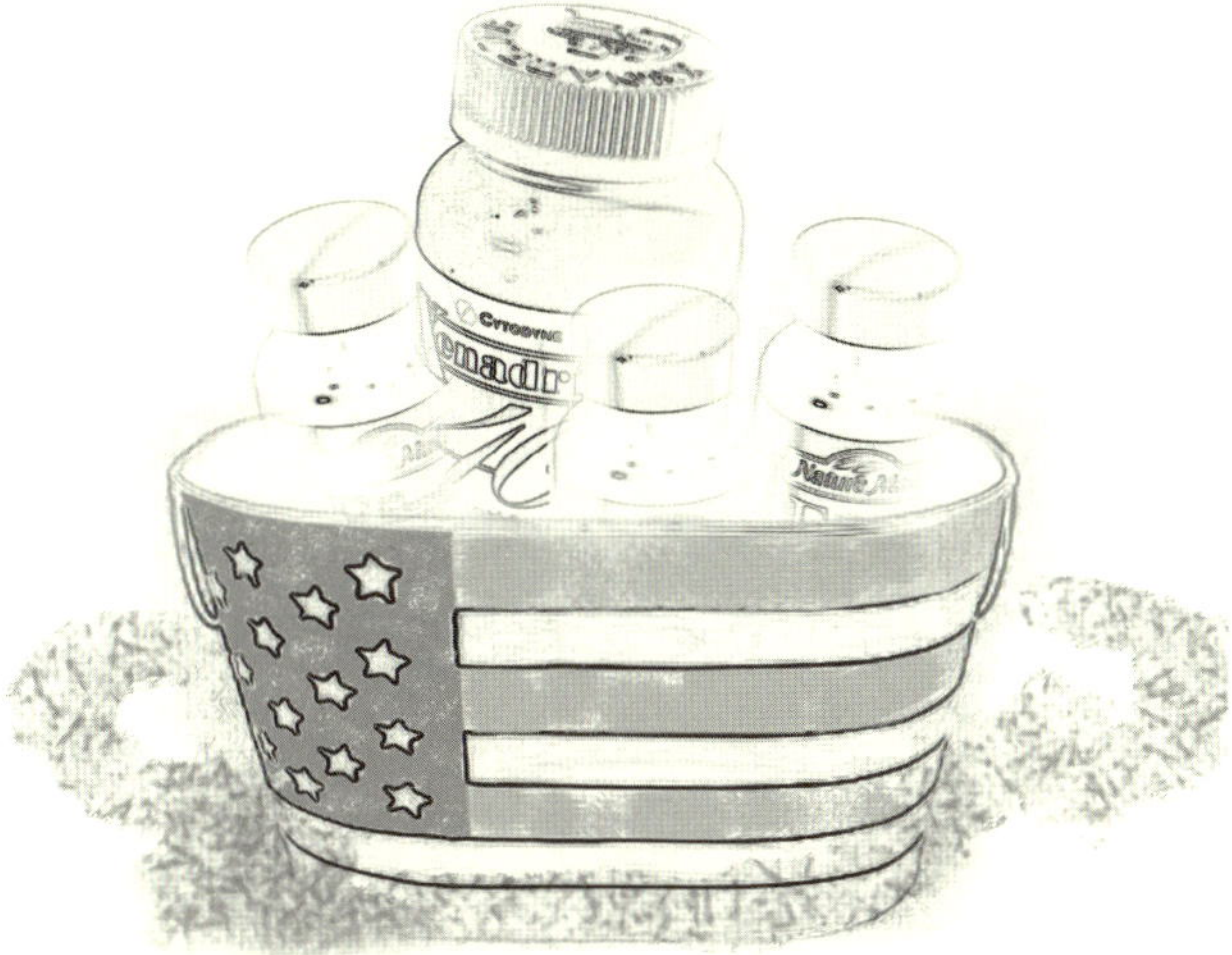

1　サプリメント天国アメリカの悲劇

第4章では、外国の健康食品の規制について、みていきましょう。外国と比べることで、日本の健康食品制度のよい部分と悪い部分が明らかになります。

ダイエタリー・サプリメントとは

アメリカは、健康食品への規制が世界で一番自由化された国です。94年に栄養補助食品健康教育法(DSHEA)を制定。健康食品は「ダイエタリー・サプリメント」(栄養補助食品)という名前で一般食品と区別され、一定の効能・効果が表示できるようになりました。その定義は、つぎのとおりです。

「ハーブ、ビタミン、ミネラル、アミノ酸等の栄養素を一種類以上含む栄養補給のための製品」

一般食品と明確に区別するため、形状は、錠剤、カプセル、粉末、液状など一般食品と混同されない形に限られます。しかし、使用できる成分は、ビタミンやミネラルなど科学的に必要性が実証ずみの栄養素だけではありません。コエンザイムQ10やα-リポ酸のように補完する必要性が不明確な成分、ヨーロッパで伝統的に医薬品として利用されてきた薬用ハーブや中国・日本で漢方薬として利用されてきたような生薬も含まれています。

企業が自由に行える効能表示

栄養補助食品健康教育法でもっとも特徴的なのは表示制度。それは、企業が実質的に自由に効能・効果を表示できる制度です。

たとえば、ノコギリヤシという薬用ハーブがあります。これは、前立腺肥大の予防効果が期待されている、アメリカでは人気のサプリメントです。その効能を表示する場合、「前立腺肥大の予防（もしくは治療）に効果がある」というように、具体的な病名を示すことこそ許されていません。でも、「前立腺の正常な機能の維持を助ける」という表示なら可能です。* これは人間の体の構造や機能に影響を与える栄養素や成分の表示で、「構造・機能表示」と呼ばれ、日本では薬事法違反になります。

加えて問題なのは、こうした効能表示を行うのにどんな科学的証拠が必要なのか明示されていないことです。トクホのように人間での試験が義務付けられているわけでもないので、たとえばネズミの実験だけで確認された効果を表示している場合もあります。しかも、証拠となる書類を公表する義務が企業に課せられていません。したがって、第三者による検証がなされない、社外秘の実験データだけによる表示も可能です。監督官庁である食品医薬品局（FDA）にも、チェックする権限はありません

さらに、副作用の報告義務もありません。そのため、健康被害が起きても政府に情報が入らず、対応が遅れがちになります。

サプリメント業界にとっては、至れり尽くせりの制度です。この制度が成立するまでには、連邦政府（FDA）とサプリメント業界とのあいだで熾烈な攻防が繰り返されました。

厳しい医薬品規制が防いだ サリドマイド薬害

アメリカは、医薬品の規制については、非常に厳しく、科学的根拠にもとづいた規制をする

＊「この表示は、FDAの評価を受けたものではありません。病気の診断、治療、予防を意図したものではありません」という表示を、ただし書きで付ける必要はある。

仕組みを、世界でもいち早く成立させました。皮肉なことに、健康食品に対する規制が甘い原因のひとつが厳しい医薬品規制にあったともいえるのです。

まず、医薬品規制の歴史をみてみましょう。最初に規制されたのは1938年、食品・医薬品・化粧品法の成立にさかのぼります。このときから医薬品は登録制となり、安全性の審査義務が課されることになりました。

その後ヨーロッパや日本では、61年にサリドマイド薬害事件が起きました。これに対してアメリカでは、FDAの担当官だったケルシー女史が安全性を厳しく審査。サリドマイドの医薬品としての許可を引き伸ばしていたため、被害を最小限に抑えられたのです。ケルシー女史はケネディ大統領から表彰され、FDAの消費者保護重視の姿勢は国際的にも高く評価されます。

62年には、サリドマイド事件をもとに食品・医薬品・化粧品法を改正。医薬品については、安全性だけでなく有効性についても製造業者が事前に証明する義務が加えられました。

FDAの取り締まりとサプリメント業界の逆襲

厳しい医薬品規制は、すでに販売されている医薬品も対象となりました。72年からは、既存の医薬品に対する再評価を開始。10万種類を超える一般用医薬品が再評価されました。このとき、ほとんどのハーブ・生薬を使った医薬品が、「安全性・有効性について十分なデータがない」という理由で承認されず、医薬品として販売できなくなったのです。

そして、こうした薬用ハーブ・生薬類をどう取り扱うかで、サプリメント業界とFDAのあいだで激しい論争が繰り返されていきます。FDAは、医薬品から排除されたハーブ・生薬類を、基本的に未承認医薬品あるいは未承認食品添加物として取り締まりました。

また、食品として販売されていたビタミン・ミネラル類のサプリメントについても、FDA

は66年に以下のような内容の規制案を発表します。

①「ふつうの食品にも大量に含まれている」という表示を義務付ける。

②効能、欠乏症、必須ビタミン以外の成分の表示などを禁止する。

③一日摂取目安量の1・5倍以上を含むものは、医薬品として規制される。

①は、本来サプリメントは必要ないということを暗示していました。

これに対してサプリメント業界は反発し、規制案の実施差し止めを求めて提訴。裁判は紆余曲折を経た末、74年にFDAが敗訴します。規制案は不合理な内容とされ、実施は一時差し止めになりました

さらに76年には、ビタミン、ミネラル、ハーブ類も栄養補助食品として認められることになりました。こうして、第一ステージはサプリメント業界が勝利したのです。

病気予防効果の表示がFDAの承認制に

その後、食品の栄養表示が盛んになっていきます。その背景にあるのは、国民の3分の2が肥満といわれ、心臓病をはじめとする生活習慣病が増大していくなかで、食品のカロリーや栄養素を気にする人が増えてきたという事情です。

しかし、明確なルールがなかったため、表示されている量と実際の含有量が違うなどのトラブルが多発していきます。

そこで、FDAは食品の栄養素表示のための規制に着手。90年に成立した栄養表示教育法（NLEA）で、一部の生鮮食品を除くすべての食品に対して、タンパク質、炭水化物、脂肪、ビタミン、食物繊維など栄養素の含有量の表示を義務付けました。

また、任意の表示として、健康強調表示（病気のリスクの低減表示）を認可する制度もつくりました。この表示は、日本の健康食品の効能表示

表7　アメリカで認められている病気になるリスクの低減表示

⑴健康に悪い成分を減らした食品の表示
①低脂肪食品によるガンのリスクの低下
②低飽和脂肪酸と低コレステロール食品による冠状動脈性心臓病リスクの低下
③低ナトリウム食品による高血圧リスクの低下

⑵健康によい成分を含んだ食品の表示
①カルシウム摂取による骨《こつ》粗鬆《そしょう》症リスクの低下
②食物繊維を含む穀物製品、果物や野菜によるガンリスクの低下
③食物繊維（とくに水溶性繊維）を含む果物、野菜、穀物製品による冠状動脈性心臓病リスクの低下
④果物や野菜の摂取によるガンのリスクの低下
⑤母親の葉酸摂取による子どもの神経管障害リスクの低下
⑥糖アルコール（キシリトールなど）含有食品による虫歯リスクの低下
⑦水溶性繊維含有食品による冠状動脈性心臓病リスクの低下
⑧大豆タンパク質を含む食品による冠状動脈性心臓病リスクの低下
⑨植物性ステロール／スタノールエステル含有食品による冠状動脈性心臓病リスクの低下

とは少し性格が違います。たとえば、「脂肪の少ない食品でガンのリスクが減る」「飽和脂肪酸とコレステロールが低い食品で冠状動脈性心臓病のリスクが減る」というような、摂りすぎると健康に悪い成分を減らした食品用の表示も存在するからです。

表示するためにはＦＤＡの認証が必要で、専門家による十分な科学的な合意があると判断されるものに限って承認されます。現在認められている表示は表7の12種類で、健康食品だけでなく、一般食品にも表示可能です。

「選択の自由」とＦＤＡの敗北

この結果、健康食品に病気予防の効果があるという表示をするためには、ＦＤＡの認可を受ける必要が生じました。当然、サプリメント業界からは、認可の基準が厳しすぎるという批判の声があがります。そして、業界の後押しを受けたユタ州選出のハッチ上院議員が、サプリメ

ントへの健康強調表示の実施の猶予を要求し、より自由に表示を行える法案を提出しました。議会で論争となったのは、消費者の選択の権利と、表示の認可に際してどの程度の科学的根拠を認めるかです。

ハッチ議員の法案は、動物実験の結果だけで、人間に対しても同様の効果があるか不明な段階であっても、商品に表示してよく、あとは消費者の自己判断にゆだねるという内容でした。FDAのケスラー長官は議会の公聴会で、「消費者の選択の自由は、正しい情報が与えられなければ無意味に等しい」と反論しました。

この時期、必須アミノ酸の一種L-トリプトファンが不眠やストレスに聞くといわれ、サプリメントして販売されていました。ところが、それを摂取した人たちに死者38人を含む1500人以上の健康被害が発生したのです。この事件を機にFDAは調査委員会を組織し、その報告書でサプリメントの問題を指摘します。

「L-トリプトファンは、単なる栄養素の補充ではなく、治療目的で使われた実態がある。そのほかにもサプリメントのなかには、食経験がなく、たとえ効果を標榜していなくても、薬効を期待させるような使われ方をしているものがある」

こうして巻き返しに成功したかにみえたFDAでしたが、サプリメント業界は「FDAがビタミン剤なども含めたすべてのサプリメントを禁止して、消費者の選択の権利を奪おうとしている」というキャンペーンを張りました。そして、業界の後押しを受けたハッチ議員らは、FDAの権限を弱めるために、栄養補助食品健康教育法を提出します。

サプリメント業界主導の消費者グループも動員され、下院議員には200万通を超える法案支持の手紙が送られました。その結果、健康強調表示にはFDAの認可が必要だが、栄養補助食品に対しては企業が効能・効果を自由に表示できる構造・機能表示が認められることになったのです。

健康強調表示も徐々に規制緩和へ

その後も、病名に言及できない構造・機能表示に飽き足らないサプリメント業界からは、健康強調表示に対する規制緩和を求める圧力がかけられ、徐々に規制が緩和されています。

68ページで紹介した12種類以外に、全米科学アカデミーなど他の学術団体が認めているという理由で認可された表示が2つあります。①全粒紛食品による冠状動脈性心臓病リスクの低下と、②カリウム含有食品による高血圧・脳梗塞のリスク低下です。

さらに、企業が申請した健康強調表示に対して、FDAが十分な科学的根拠がないという理由で却下した件を不服として、FDAを相手に行政訴訟を行ったところ勝訴。FDAは、ある程度の科学的根拠があるのであれば、ただし書きの表示付きで認可する方向で再検討するよう命じられます。

その結果、表8のような「限定付き健康強調表示」(病気のリスクの低減表示)が9種類認められるようになりました。FDAは現在、この限定的健康強調表示のためのガイドラインを作成中。検討されているのは、すべての表示を4種類に分類する案です(表9)。ほとんど科学的証拠がない表示に対しても、「FDAは認めていない」というただし書き付きで表示を認めなければならないことになりそうな状況です。

表8　限定付き健康強調表示が認められた健康食品

健康食品	リスクが低減する病気
セレニウム	ガン
ビタミンC・E	ガン
ナッツ	心臓病
クルミ	心臓病
ω–3 脂肪酸	冠状動脈性心臓病
ビタミンB類	血管疾患
オリーブオイルの一価不飽和脂肪酸	冠状動脈性心臓病
ホスファチジルセリン*	認知症
母親の 0.8 mg の葉酸サプリメント	子どもの神経管障害

(注) セレニウムは、「FDAは証拠は限られたもので、決定的なものではないと判断している」というただし書き付き。

＊脳や神経組織に多く含まれるリン脂質の一種。食品では大豆に多く含まれている。

表9　FDA が検討中の表示

科学的根拠のランク	ただし書き内容
A（高レベル）	限定なし
B（レベル）	表示を裏付ける科学的な証拠はあるが、FDA は「証拠は決定的なものではない」と判断している
C（低レベル）	表示を裏付けるある程度の科学的証拠はあるが、FDA は「証拠は限られたもので、決定的なものではない」と判断している
D（超低レベル）	非常に限られた予備的な科学的研究では表示を裏付ける証拠が示されているが、FDA は「表示を裏付ける科学的証拠はほとんどない」と結論付けている

栄養補助食品エフェドラによる大規模な被害と8年後の販売禁止措置

エフェドラは日本では麻黄《マオウ》、中国ではマーファンと呼ばれ、伝統的に漢方薬に使われてきた生薬の一種です。そのなかに含まれる有効成分がエフェドリン。おもな効能は、せきを静める、解熱、発汗などで、葛根湯《かっこんとう》など多くの漢方薬に配合されています。しかし、アメリカでは、ダイエット効果や筋肉増強など、伝統的な漢方薬とはまったく違う効果をうたって、栄養補助食品として販売されていました。

最初の副作用は93年に報告されています。44歳の男性がエフェドラ製品を飲みはじめて3週間後、テニスをして帰宅後に冠動脈血栓（心臓の筋肉に栄養を送る血管が塞がる）で死亡しました。FDAにも、95年ごろからエフェドラによる副作用報告が入り出します。心臓マヒ、脳梗塞、精神疾患などで、なかには死亡するケースもありました。

しかし、メーカーに対して副作用を報告させる権限がないため、実際に起きた被害数を大きく下回る数字しか報告はされませんでした。また、栄養補助食品健康教育法のもとでは、FDAは因果関係の証明なしには販売禁止措置を取れません。そのため、消費者に警告するプレスリリースを95年に発表するのにとどまったのです。

それでも、ＦＤＡは97年に、エフェドラ含有のサプリメントに対して規制案を発表。上限値（8㎎）を設定し、7日以上の連続使用やカフェインなどの刺激物との同時使用をしないような注意喚起表示を義務付けようとします。

ところが、この規制案はサプリメント業界の強力な抵抗に遭って阻止されました。

エフェドラの副作用が社会的注目を浴びたのは、03年に起きた大リーグ・オリオールズのスティーブ・ベクラー投手（23歳）の突然死です。検死の結果、血液中から多量のエフェドラが検出され、検視官はエフェドラを含むサプリメントの影響と断定しました。その年の12月30日、副作用報告を受けてから8年後に、ついにＦＤＡは販売禁止を発表。アメリカで、栄養補助食品の販売禁止措置が取られた最初のケースになりました。ＦＤＡはこう述べています。

「これまでの調査と研究により、エフェドラの危険性を細部まで完全に証明できた。仮にサプリメント業界が販売禁止措置を阻止する裁判に打って出ても、勝訴できる用意と自信がある」

逆に言えば、それほどの証拠を固めなければ、販売禁止措置が取れなかったということです。

案の定、メーカーは禁止差し止めの仮処分を裁判所に申請しました。しかし、ニュージャージー州の連邦地裁が04年4月12日に判決でこれを却下。エフェドラの販売禁止は最終的に決定しました。

約1200万人が健康被害を受けている

アメリカでは、実際にはどれくらいの人たちが健康食品による副作用を経験しているのでしょうか？　99年に実施された全国を対象とした消費者調査によれば、ハーブ系のサプリメントを使用した人の12％に当たる1190万人が、「何らかの副作用があった」と回答しています*。

また、03年1月11日号の医学誌『ランセット』

＊アメリカ連邦会計検査院による下院議会への報告書"Daietary supplement and Functional Foods", June, 2000.

には、全米11カ所の中毒情報センターに寄せられた健康食品摂取に関する電話相談事例を分析した論文が掲載されています。それによると、健康食品が原因と考えられる489例のうち30%は死亡、昏睡状態、痙攣《けいれん》などを含む深刻な症状を呈していました。

中毒情報センターは、薬や化学物質による中毒の電話相談を医師や市民から受け付けるところです。原因物質として多くあげられているものは、ハーブ・生薬系では、**エフェドラ**、**ガラナ***、**朝鮮人参**、**セント・ジョーンズ・ワート**、それ以外では**クロム**、**メラトニン****、**亜鉛**などでした。この論文では、「健康食品の包括的な届出制、副作用の報告の義務付け、製品のリコールを可能にする条件整備などがないために被害が増えている」と指摘しています。

ようやく国主導で安全性・有効性の見直しへ

エフェドラによる大規模な健康被害がきっかけとなって、サプリメントの安全性と有効性を見直す方向にようやく変わっていきます。栄養補助食品の制度改正を求める声もあがりはじめました。

たとえば、健康・栄養問題に詳しいNGO「公益科学センター(CSPI)」は、議会に対して栄養補助食品健康教育法改正のためのロビー活動に取り組んでいます。また、一般消費者向けに医薬品の副作用情報のデータベースを作成し、書籍やインターネットを通じて情報提供しているNPO「パブリック・シティズン」は、栄養補助食品についての情報提供を開始。売れ筋健康食品の素材13種類についての評価を公表しています(表10)。

また、議会に対して保健政策の勧告を行うアメリカ科学アカデミー医学研究所(IOM)は05年1月、栄養補助食品を含む補完代替医療に対して、通常医療と同程度の科学的根拠を求めるべきであるという報告書を公表。栄養補助食品健康教育法を改正して消費者保護の観点を強化す

*アマゾンの熱帯雨林が原産の薬用植物。先住民のあいだで、伝統的に興奮剤や鎮痛剤、慢性の下痢の治療などに用いられてきた。

**脳から放出されるホルモンの一種。時差ぼけや睡眠誘発などに使われる。

表10 パブリック・シティズンが「使用すべきでない」とあげた健康食品の素材

健康食品の素材	使用すべきでない理由
ノコギリヤシ	前立腺肥大に効果があるといわれているが、証拠は不十分。もっと効果的な治療法がある
ノニジュース*	科学的証拠は不十分。摂取安全量も不明
朝鮮人参	成分が一定でないのに、効能表示が大げさ。科学的証拠は不十分
グルコサミン、コンドロイチン	変形性関節症に効くといわれているが、グルコサミンの効果は不明。コンドロイチンの証拠も弱い。アメリカ国立衛生研究所(NIH)が臨床試験中なので、その結果を待って判断したほうがよい
緑　茶	ガン予防やコレステロール低減などがいわれているが、どれも証明されていない。効能を期待して飲むべきではない。味が好きならよい
オオアザミ	さまざまな肝臓病に効果があるといわれているが、証拠は不十分。アメリカ国立補完代替医療センター(NCCAM)がC型肝炎への効果の臨床試験実施中。現在のところC型肝炎にはもっと有効な治療法があるので、勧められない
ブラックコホシュ**	更年期障害を軽減するといわれているが、科学的証拠は不十分。アメリカ国立衛生研究所が臨床試験中
コエンザイムQ10	さまざまな効能がいわれているにもかかわらず、適切な科学的証拠のあるものは一つもない
エキナセア	カゼの予防と再発性性器ヘルペス予防に効果があるといわれているが、科学的証拠は不十分
エフェドラ	FDAは市販を禁止したが、回収していないので、まだ販売されている場合もある。購入しないように
ニンニク	コレステロール低減、ガン予防、高血圧、糖尿病に効果があるといわれているが、科学的証拠は不十分
イチョウの葉	精神機能改善、認知症、耳鳴りなどへの効果がいわれているが、証拠は不十分。国立老化研究所(NIA)がアルツハイマー病への効果について臨床試験中
セント・ジョーン・ズワート	うつ病に効果があるという多くの研究があるが、最新のレベルの高い臨床研究では、効果を確認できなかった。医薬品といっしょに使用すると相互作用があること、副作用が報告されていること、品質にはばらつきが大きいことなどを考慮すると、使用を勧められない

(注) ＊ポリネシアなど熱帯地方に群生する熱帯植物の果汁を熟成・発酵してつくったジュース。ガンの抑制や痛みの軽減、抗炎症作用、睡眠や体温の調整などの効能がいわれている。
＊＊北米に分布する多年草植物で、先住民が伝統的に使ってきた神経痛の治療用薬草。
(出典) http : //www.worstpills.org

るほか、製品の品質管理の徹底、不正表示の取り締まりの強化などを提言しました。

さらに、アメリカ最大の研究施設である国立衛生研究所（NIH）に属する国立補完代替医療センター（NCCAM）などが中心となり、栄養補助食品に使われる成分の有効性についての科学的証拠を調べるための大規模な人間の臨床試験を続々と実施中（表11）。カゼの予防に効果があるとして使われていたエキナセアというハーブに実は効果がなかったなどの結果が報告されています*。

表11　進行中のおもな健康食品の素材の有効性を調べる臨床試験

素　　材	効　　能
α-リポ酸	抗酸化作用
α-リポ酸＋魚油	アルツハイマー病
グルコサミン、コンドロイチン	変形性関節症
サメ軟膏	肺ガン、結腸・直腸ガン、乳ガン
セレン、ビタミンE	前立腺ガン
イチョウの葉	認知症、アルツハイマー病
ノコギリヤシ	前立腺肥大
エキナセア	カゼ

（出典）アメリカ国立衛生研究所のホームページなどをもとに作成。

アメリカでの健康食品素材の臨床試験は、私たちにとっても有益なものです。アメリカでの結果を待って、健康食品を摂るかどうかを判断しても遅くないと思われます。

＊"*New England Journal of Medicine*", 28, July, 2005.

2　医薬品として規制するカナダ

医薬品の一種・自然健康製品

アメリカと国境を接するカナダでは、国民の50％に健康食品の利用経験があるといわれています。日本と同様に、効能・効果の表示がなければ食品として販売できました。

しかし、04年に医薬品と食品のあいだに「自然健康製品（NHP）」という新たなカテゴリーをつくりました。そして、サプリメントを食品のサブカテゴリーに入れたアメリカとは逆に、医薬品のサブカテゴリーにしたのです。医薬品に分類された結果、製造管理基準（GMP）が義務付けられ、市販する前に政府の審査を受けて認証を受ける必要が生じました。現在は、市販後にも副作用報告が義務付けられています。

自然健康製品は、成分と効能表示によって食品や他の医薬品と区別されます。成分は①植物、植物素材、藻類、細菌、真菌、動物素材、②それらの分離・抽出物で、主要な分子構造に変更がないもの、③ビタミン、④アミノ酸、⑤必須脂肪酸、⑥ミネラルです。*

ヘルスカナダ（カナダ政府の厚生省に相当）は、こう言っています。

「自然健康製品は、おなかがすいたから食べるとか、栄養を補充するために食べるという一般食品とは違う。何らかの薬効を目的として摂取されるものだから、医薬品に近いと判断した」

*使ってはならないものは、①医者の処方が必要なもの（抗生物質や注射用成分）、②タバコなど。

①から⑥の成分を使ってカプセルや錠剤のような形態にした商品は自然健康製品とみなされ、効能表示が義務化されます。ここが、日本と大きく違う点です。日本では、実際には消費者が薬効を期待して摂取している「いわゆる健康食品」についても、あからさまな効能・効果が表示されていないかぎり、ほぼ取り締まられず、食品として販売できます。一方、カナダでは厳しく規制されることになるわけです。

審査基準の考え方

すべての自然健康製品は、品質、安全性、有効性、表示などについて政府の審査を受け、製品のライセンスを取得する必要があります。審査基準は、食品より厳しく、一般の医薬品ほど厳格でなくという考え方。医薬品のような厳密な臨床試験は、必ずしも必要ではありません。

安全性の高そうなハーブ類については、経費のかかる臨床試験を義務付けるよりは、リスクに応じて審査基準に幅をもたせ、市販後に安全性モニタリングで対応しようという体制です。しかし、効能が期待できる摂取目安量と毒性が現れる量との差があまりないものなどは、一般医薬品扱いとなります。

有効性や安全性については、ハーブ・生薬類などで品質基準がある場合は、外国政府が作成した資料も柔軟に受け入れて判断。品質基準がない場合は一般医薬品と同じ扱いで、臨床試験が義務付けられます。効能・効果の表示では、他国では医薬品にしか認められていない病気リスクの低減表示や治療表示も可能です。

また、自然健康製品の製造・包装・輸入・販売の各業者に対しては免許制にし、製造工場・包装場所などが製造管理基準に適合しているかどうか、定期的に査察が行われます。市販後の安全性モニタリング制度も厳しく、業者に対して副作用報告を義務付けました。

規制が実施されたのは04年1月。6年の猶予期間を経て、10年に完全施行される予定です。

3　EUの基本は医薬品としての規制

共通規制への動き

ヨーロッパでは、サリドマイド薬害事件などをきっかけに各国で市販医薬品の再審査が始まりました。そして、伝統的に薬用ハーブを利用してきた経験から、積極的に医薬品として制度化しようとする動きが広がっていきます。とくにドイツは、ハーブ系医薬品の審査を行うための専門家による委員会を設置。94年までに300種あまりのハーブについて、日本薬局方のような品質基準を作成しました。

フードサプリメントと呼ばれるビタミンやミネラル類は、国によって差があります。比較的自由なのはイギリス。用量規制なしに、食品として販売されています。一方ドイツやフランスでは、食品と認める場合は一日の摂取目安量の半分までなどの制限があり、用量によっては医薬品とされます。

EUでは現在、加盟国間でフードサプリメントや薬用ハーブの規制を共通にするために、3つの法律をつくって調整中です。基本的な方針は医薬品としての規制。医薬品指令の改正が04年3月31日に可決されました。この指令では、「身体機能を回復、補正、調整するもの」はすべて医薬品とみなします。こうして、健康食品は基本的に医薬品に含まれることを明示しました。

原料などの規制や例外措置の設定

そのうえで、フードサプリメントについて、使用できる原材料と下限値や上限値の規制を行います。伝統的に使われてきたハーブ類は、通常の合成医薬品よりは承認手続きを簡単にするという例外措置を設定する方針です。

フードサプリメント指令は、03年7月31日から各国で施行されました(猶予期間は2年)。医薬品とみなされないフードサプリメントは、当面ビタミンとミネラルに限定。種類と原材料を制限し、下限値と上限値(審議中)も定めて規制します。将来は、脂肪酸、アミノ酸、食物繊維、植物エキスについても定義していく予定です。

イギリスでは、この指令によって市販ビタミン剤の原材料のうち270種類が使えなくなりました。許可されていない原材料を使った商品は、5000種類を超えるといわれています。また、アイルランドでは、市販品の85%が許可されていない成分を含むため、配合の変更を強いられることになると指摘されています。リストに入っていない原材料を使えるようにするには、安全性に関する証拠書類を添えて申請し、許可されなければなりません。その費用は2万5000～3万ドルといわれます。なお、上限値が定まれば、高用量のビタミン・ミネラル剤は医薬品としてしか販売できません。

フードサプリメント指令に反対するANH(Alliance for Natural Health)などイギリスの健康食品業界団体は、指令の差し止めを求める訴訟をEUの裁判所に起こしましたが、却下されました。

一方ハーブ類に関しては、伝統的生薬(ハーバルメディスン)製品指令を04年3月11日に可決。医薬品の一部に伝統的生薬製品というグループをつくり、30年以上の使用実績(そのうちEU内で15年以上)のあるものに対しては、承認手続きを簡素化する予定です。ただし、EU外でしか使用実績がないものは、通常の医薬品としての承認手続きが必要となります。

4 外国の規制から学ぶべきこと

アメリカ型とＥＵ・カナダ型

ここまで、各国が健康食品をどのように規制しているかをみてきました。基本的に食品として自由な流通を認めようとするアメリカと、医薬品に近い形で安全性や有効性を事前に判断して、規制を行おうとするＥＵやカナダに分けられます。

アメリカは、かつては医薬品に対して厳しい規制を行ってきました。その結果、生薬・ハーブ類のほとんどが、臨床試験などのデータ不足という理由で医薬品としての販売を禁止されます。その反動で、業界団体とＦＤＡの熾烈な争いの末、ビタミン・ミネラル類などの栄養素補充型のサプリメントだけでなく、外国では医薬品として使われている生薬・ハーブ類も栄養補助食品して認められました。

一方、ハーブ類を伝統的に使用してきた歴史のあるヨーロッパでは、基本的に薬効を期待させるものは医薬品として規制。伝統的生薬・ハーブ類については審査基準を緩和して規制し、ビタミン・ミネラル類など栄養素補充型の健康食品については一定のルールを設定しています。

中途半端な日本の制度

こうした国ぐにと比べると、日本の制度は、形式上はしっかりした制度がつくられているように見えます。しかし、実質的には、多くの健康食品が何の規制もない「いわゆる健康食品」となっているのです(図9)。

　栄養素補充型については一応、栄養機能食品という制度を定め、下限値と上限値などの規格基準をつくりました。とはいえ、上限値以上含んでいる商品は一般食品として自由に販売できます。

図9　健康食品制度の違い

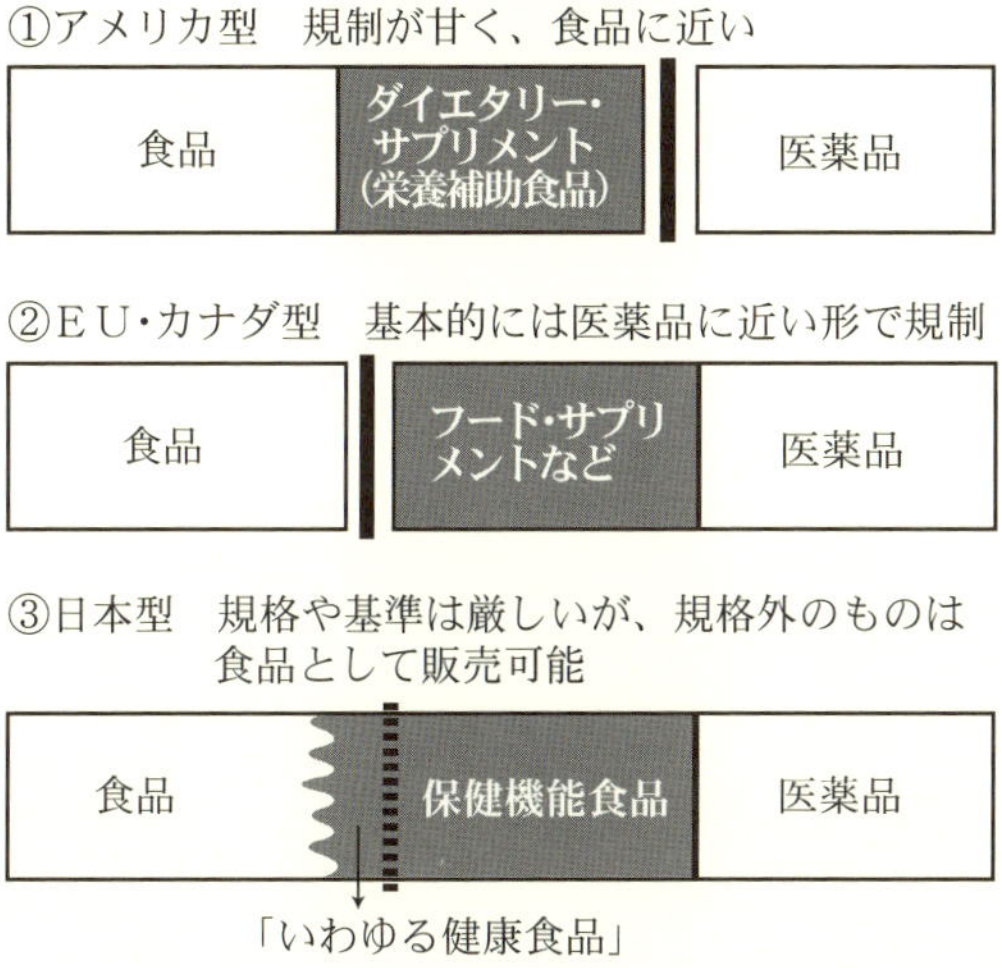

　薬効期待型についても、特定保健用食品という制度を定め、有効性や安全性について人間での臨床試験を義務付けました。その点では、外国より厳密です。にもかかわらず、薬効を期待させる健康食品の多くが、「いわゆる健康食品」として自由に販売されているのが現状です。

医薬品を食品として認めてはならない

　生薬・ハーブ類についてみると、ヨーロッパでは長い使用経験をもとに、伝統的医薬品として規制しようとしています。一方、使用経験がほとんどないアメリカでは、有効性の証拠が不十分という理由で医薬品からはずされました。その結果、栄養補助食品として認可され、多くの健康被害を起こしています。

　では、日本の現状についてはどう考えたらいいのでしょうか。54ページで紹介した齋藤博士に聞きました。

「日本は歴史的に、ハーブ・生薬類の研究は世界でもトップレベルだった。ところが、明治時代以降、近代的西洋医学が導入されると、いったん漢方生薬が廃れる。60年代になると、ヨーロッパではハーブ・生薬類が見直され、イチョウの葉、エキナセア、ノコギリヤシなど新しい生薬が医薬品として開発された。それらは、ハーブ・生薬類を扱った歴史のないアメリカではサプリメントとして、食品と同等の扱いで販売された。日本もアメリカの外圧を受けて、こうしたサプリメントを食品扱いで輸入解禁したのが問題だった。現在、健康食品で起きている被害は、歴史的にハーブ・生薬類に対する経験をもつ日本が、もっとも経験も知識もない国の制度を押し付けられたことが原因。医薬品であったものは医薬品として扱い、食品として認めるのは止めるべきだ」

アメリカに追随する日本の問題が、健康食品にも顕著に出ているということでしょう。

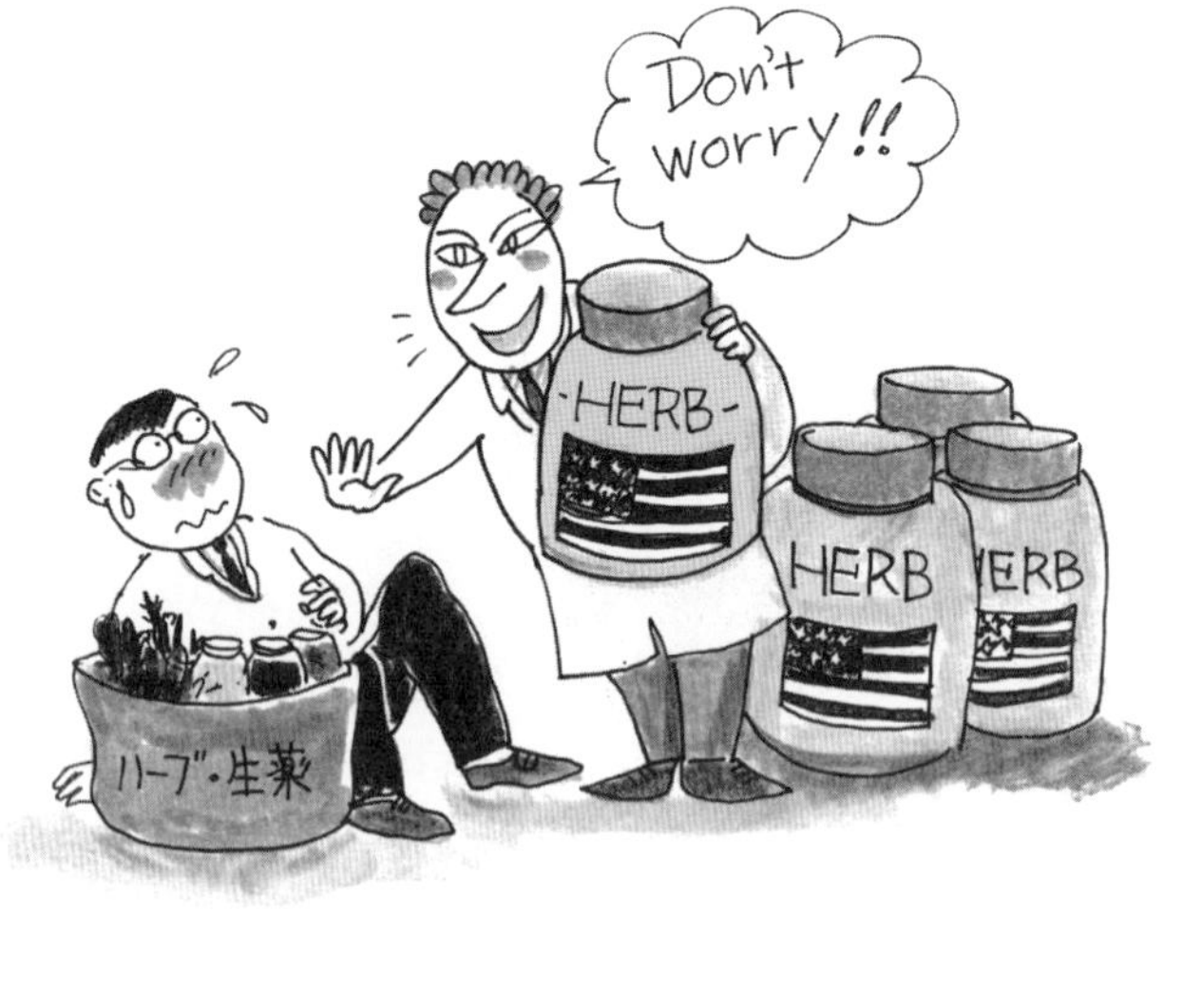

第5章

制度改正で安全になったのか

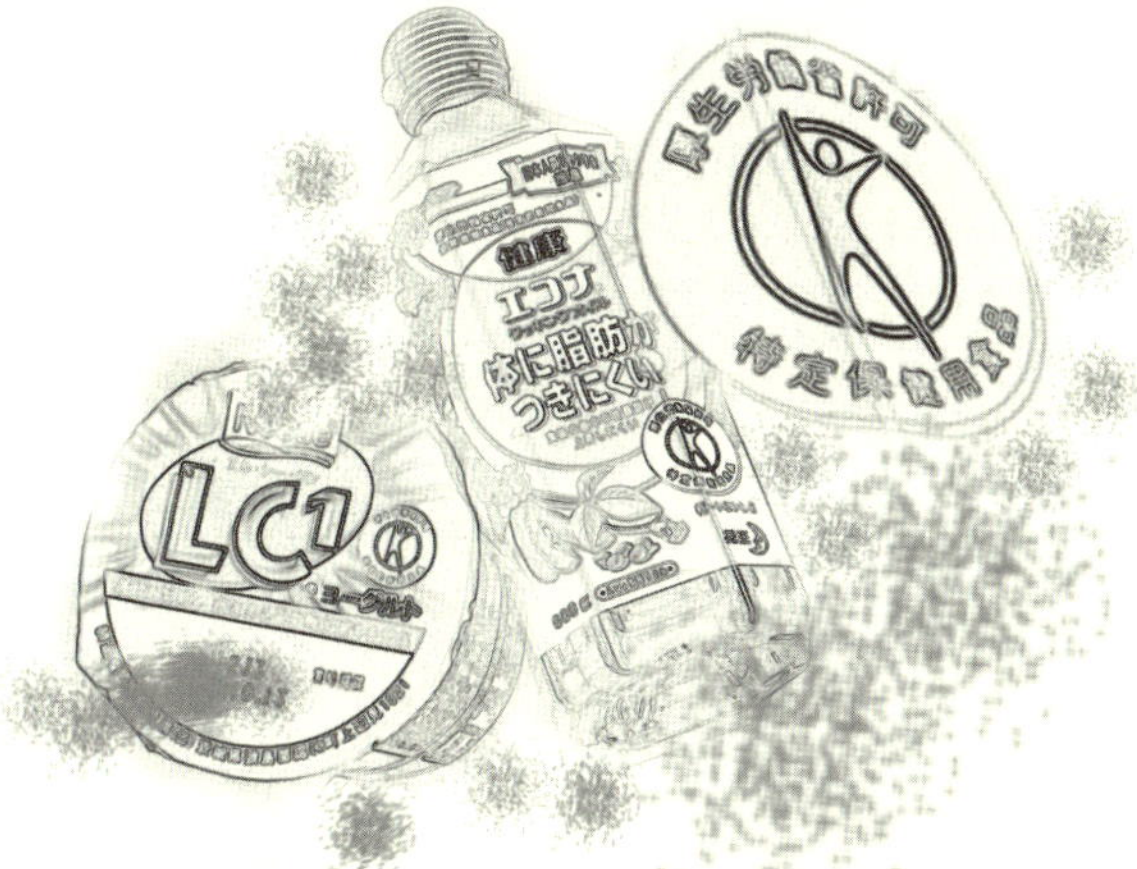

1 「いわゆる健康食品」をどう取り扱うか

被害の増大をうけて制度の改正へ

健康食品による健康への被害が増えてきたことを重視した厚生労働省は、03年4月から『健康食品』に係わる制度のあり方に関する検討会」を開始。05年2月にその答申を受けて、健康食品に関する制度改正を実施しました。改正のおもな内容は、表12のとおりです。

最大のテーマは、一般食品に含まれていた「いわゆる健康食品」の取り扱いです。検討会では、さまざまな意見が出ました。

「薬と食品の中間的な位置におかれ、効果があるかもしれないが副作用もあり得るという『い

表12 制度見直しのおもな内容

1 特定保健用食品制度の見直し
(1)条件付き特定保健用食品制度の創設
(2)規格基準型特定保健用食品制度の創設
(3)疾病リスク低減型特定保健用食品の創設
2 栄養機能食品制度の見直し
(1)当該栄養成分以外の成分の機能の表示の禁止
(2)栄養成分名の表示の義務化
3 いわゆる健康食品への対策
(1)錠剤、カプセル状等食品の適正な製造に係わる指針
(2)錠剤、カプセル状等食品の原材料の安全性に関する自主点検ガイドライン

わゆる健康食品』を一般食品に含めるのは、危険だ」

「安全性の実証された健康食品に対して仮免許を与えて登録制にし、効果・安全性について数年後に再審査を行わせてはどうか」

「すべての健康食品について、安全性の実証は必要。動物による急性毒性や慢性毒性の試験などは絶対に必要だと思う」

「『いわゆる健康食品』のなかでも、通常の食品の形をしたものがある。それらと区別して、錠剤やカプセルといった成分を濃縮したものを特別に扱うべきではないか」

「形状よりも、販売業者や製造業者が健康機能を強調したいと考えて販売するものに対して、一定のルールを強いるという形がいいのではないか」

見直しの三つの柱

最終的に決められた改正案は、こうまとめられるでしょう。

①「いわゆる健康食品」を条件付きトクホ制度に取り込む。「条件付き」とロゴの入ったトクホマークがつけられる(図10)。

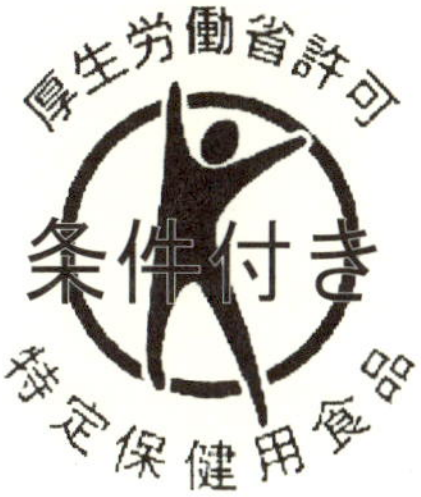

図10　条件付きトクホのマーク

②「いわゆる健康食品」と栄養機能食品の区分けを整理する。

③「いわゆる健康食品」に一定の規制を設ける。

それで健康食品を安全に使用できる環境がどれだけ整ったのかを、以下で検証していきます。

2 特定保健用食品制度の規制緩和

条件付きトクホ制度の創設

特定保健用食品(トクホ)制度が見直されて、条件付きトクホ制度が創設されました。これは、有効性の科学的根拠が低く、現在のトクホの審査基準を通らないものについて、「根拠は必ずしも確立されていませんが、〇〇に適していることが示唆されている食品です」などのただし書きを付けて、効能・効果の表示を認めようという制度です。

この制度は、一般食品と同じ扱いで販売されてきた「いわゆる健康食品」のなかから、一定以上の科学的根拠のあるものをとくに認めることで、健康食品の信頼を増そうという趣旨。緩和された審査基準は、「作用機序」と「臨床試験での有意水準」です。

作用機序とは、健康食品が効果をもたらす作用の仕組み。生薬・ハーブ類にはさまざまな成分が入っているため、どの成分がどのような仕組みで効果をあげているのか不明な場合があります。今回の改正では、その作用の仕組みが十分に解明されていなくても、人間を対象とした臨床試験で効果が認められた場合は条件付きでトクホと認められることになりました。

有意水準とは、統計用語で、簡単に言うと「間違える可能性」。臨床試験を行った健康食品に効果があった場合、たとえばその有意水準が5％

であったとすると、100回行って95回は同じ結果になるという意味です。医薬品の効果を調べる臨床試験では通常、有意水準が5%までは「有効性がある」といえるレベルと判断されています。ところが、今回の改正では、それが10%まで条件付きトクホに認められました。この10%という水準は、「有効性があるとは明確にいえないレベル」を意味するそうです。

では、「いわゆる健康食品」をトクホに取り込みたいという政府側の意図は、どれだけ成功するでしょうか?

健康食品メーカー側は当初、中国4000年の使用歴を根拠に許可されるなど大幅な規制緩和を期待していたようです。しかし、人間への臨床試験は義務付けられており、期待した開発コストの減少には結びつきそうもありません。

また、条件付きトクホ制度で、トクホの窓口を広げたといっても、その外にある「いわゆる健康食品」が販売できなくなるわけではありません。効果は、あまり期待できないでしょう。

規格基準型トクホと疾病リスク低減型トクホ

「規格基準型トクホ」は、通常のトクホの審査基準を緩和して、迅速に許可を受けられるようにする制度。すでに許可件数が多く、有効性や安全性の科学的根拠が蓄積したと判断される成分について、摂取目安量の下限値・上限値などの規格基準を定め、それに準じていれば、認められます。05年7月1日に、大豆オリゴ糖をはじめ、「おなかの調子を整える」などの表示をする9成分に対して、規格基準が設定されました。

「疾病リスク低減型トクホ」は、ある栄養成分の摂取による病気のリスクの低減が医学的・栄養学的に認められている場合にかぎり、その効果をトクホとして表示してよい制度。現在認められているケースは、「若い女性のカルシウム摂取と将来の骨粗鬆症になるリスクの関係」と「女性の葉酸摂取と神経閉鎖障害*をもつ子どもが生まれるリスクの関係」です。

*脳や脊髄などの中枢神経系のもとになる神経管がつくられる妊娠の4〜5週ごろに起こる先天異常。日本では、出生した赤ちゃん1万人に対して約6人の割合でみられる。

3　悪用を防ぐための栄養機能食品の制度改正

栄養成分名の明示

栄養機能食品はそもそも、食事で十分な栄養素が摂取できない場合にだけ、不足した栄養素を摂取することを目的とした制度。対象は、ビタミン12種類とミネラル5種類のみです（43ページ表4参照）。

しかし、栄養機能食品と表示されている商品には、それ以外の成分を含んだものがあります。下の写真のような商品は、あたかもコエンザイムQ10が栄養機能食品として認められているかのように消費者を錯覚させようとしています。

この点については、制度の見直しで、「栄養機能食品（ビタミンA）」のように、どの成分が栄養機能食品として認められた栄養素なのかを名称の横に明示することが義務付けられるようになりました。

表示できるのは栄養成分だけ

第二が「当該栄養成分以外の成分の機能の表示の禁止」。こんな例があります。

ビタミンCなど栄養機能食品の対象である栄養素のほかに、関節の痛みに効く

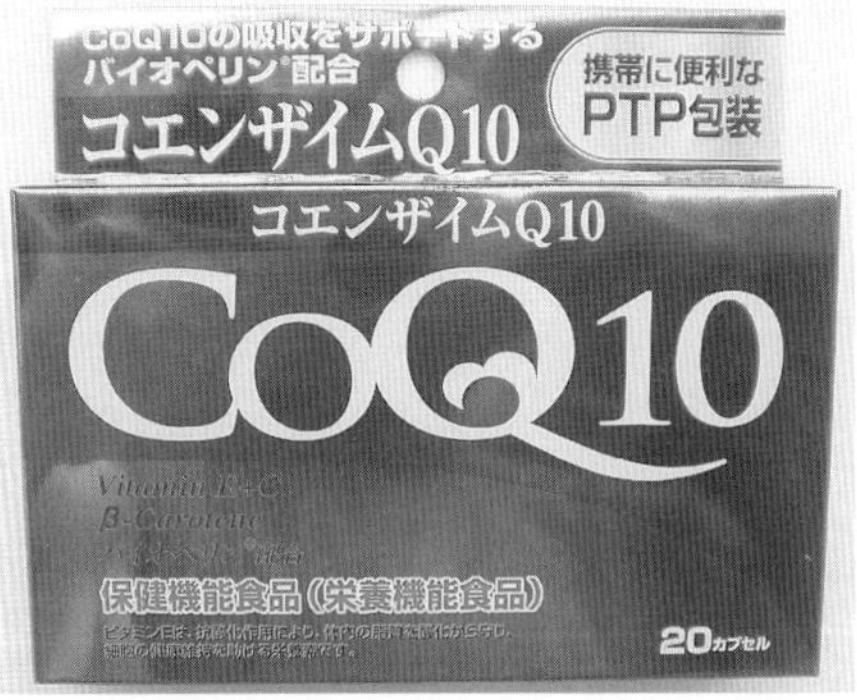

栄養機能食品として認められているのはビタミンEについてである

といわれるグルコサミンやコンドロイチンを配合して、「フシブシの健康に」と表示して宣伝しているスーパー・グルコ（55ページ参照）。

イチョウの葉エキスなど認知症などに効くといわれる成分を使った「いつまでもボケナーイ」。

これらには「保健機能食品（栄養機能食品）」という表示がされており、消費者は関節痛やボケ防止などの効能までも厚生労働省が保証しているかのように誤解します。

今回の改正で、栄養機能食品に表示できる効能は、各栄養素について決められている表示だけになりました。したがって、「フシブシの健康」とか「ボケナーイ」という表示を削除するか、「栄養機能食品」という表示を削除しなければなりません（実施には猶予期間があり、06年4月1日以降に製造される商品が対象）。

まだまだ不十分

この改正は、「栄養機能食品」の信頼性を高めるのにはたしかに効果があります。しかし、そもそも「フシブシの健康」とか「ボケナーイ」という表示は薬事法違反です。にもかかわらず、「栄養機能食品」という表示を削除すれば販売を続けられるのですから、改正内容は不十分といわざるをえません。

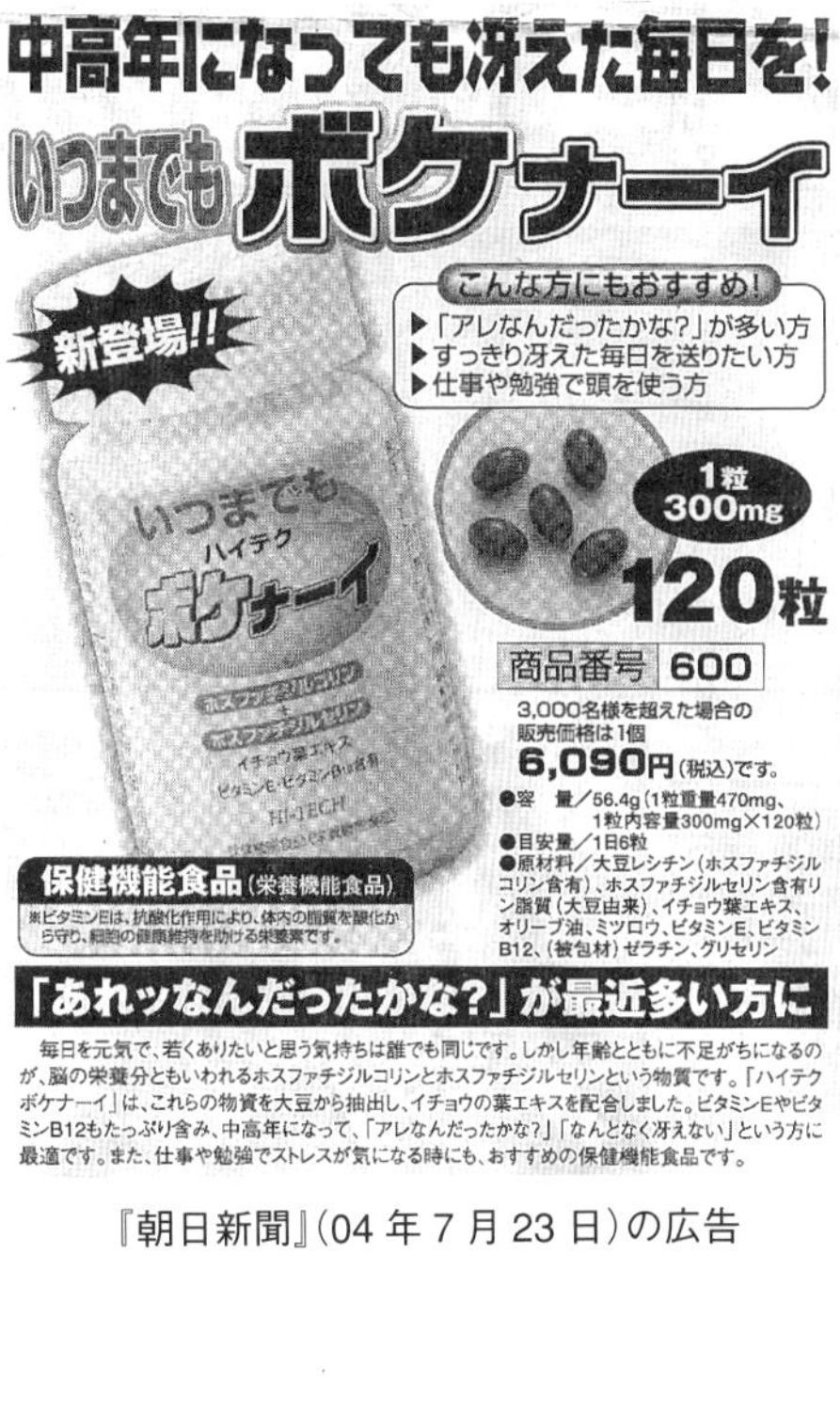

『朝日新聞』（04年7月23日）の広告

4 強制力のない「いわゆる健康食品」のガイドライン

「いわゆる健康食品」の対策については、錠剤・カプセルなどの形状のものはとくにリスクが高いことを認めて、ふたつのガイドラインを作成しました。製品の品質を一定に保つための適正製造規範（ＧＭＰ）のガイドラインと、成分の安全性評価を判定するためのガイドラインです。

品質を一定に保つためのガイドライン

適正製造規範（ＧＭＰ）とは、製品の品質を確保するための製造工程管理手法のことで、医薬品についてはすでに導入されています。今回、錠剤、カプセル状の食品に対して、成分の濃縮や抽出など、製造工程での有効成分の含有量や有害成分の除去にバラつきが出ないようにするために、導入されました。

国がつくったガイドラインに準拠する形で、日本健康・栄養食品協会（ＪＨＮＦＡ）や日本健康食品規格協会（ＪＩＨＦＳ）という業界団体が独自のＧＭＰをすでに作成。それに準拠した商品を他の商品と差別化できるように、認定制度を開始しています。

しかし、あくまでガイドラインなので、強制力はありません。また、品質管理だけなので、もともとの成分の有効性や安全性が伴わないかぎり、消費者の評価を得るのはむずかしいでしょう。

成分の安全性評価を判定するためのガイドライン

本来すべての健康食品に素材の安全性評価を義務付けられれば、安全性は増します。ところが、「いわゆる健康食品」を一般食品と同じ扱いで認めている現在の制度では、健康食品にだけ義務付けることは不可能です。

そこで、錠剤、カプセル状などの食品にかぎり一般食品以上に成分の安全性についての評価を厳しくしたのが、成分の安全性評価を判定するためのガイドラインです。たとえば果実ジャムを単にカプセル化した場合は、一般食品と同等と考えられますが、成分が濃縮されている場合は、過剰摂取しても安全かどうかの評価が必要になります。

まず、原材料について、通常の食品と形態や摂取量は同等かなどを評価します。同等でない場合は、過去の研究論文などを検索して安全性や毒性などの情報を収集し、評価。人間の健康を害するおそれがないと判断されたものだけを使用することとします。さらに、動物を使った毒性試験を行って、安全性を確認するのです。

被害が報告されたら販売を即一時禁止に

しかし、この場合も、ガイドラインだけなので、強制力はありません。安全性評価を行った商品と、行っていない商品の差別化ができないかぎり、浸透しないでしょう。

現在の食品衛生法でも、成分を濃縮したような食品については、因果関係が確定しなくても商品名の公表や一時的販売禁止措置を取れることになっています。しかし、現実には被害事例があっても運用されることはまれです。そこで、たとえば、安全性評価を行っていない健康食品に対しては、被害事例がひとつでも報告されたら、その情報を公開し、販売を即一時禁止するという厳しい措置を適用すれば、このガイドラインは普及するでしょう。

第6章

あなたの食べている健康食品は大丈夫？

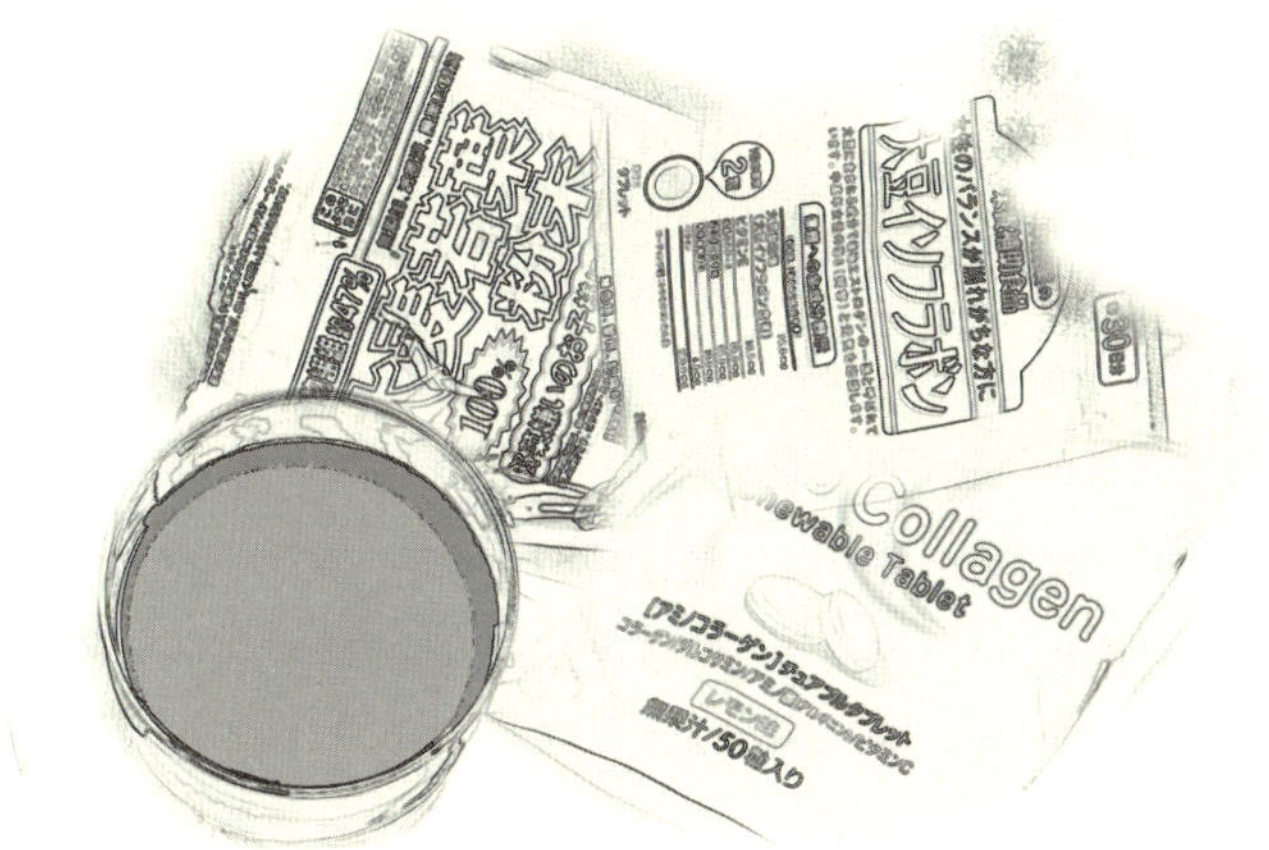

1 薬の作用に影響する

薬の作用を弱めたり強めたりする

健康食品の安全性を考えるとき、成分の毒性とともに無視できないのが、医薬品との相互作用です。薬を飲んでいる人が健康食品を摂取した場合、その薬の作用が弱まったり逆に強まったりしてしまうことがあるのです。

とくに、高齢者は日常的に複数の薬を飲んでいる人が多いので、健康食品を摂取する場合には、事前に気をつけなければなりません。

おもな健康食品の医薬品への影響を表13に、高齢者向け健康食品についてアメリカの会計検査院が指摘した副作用を表14に、それぞれ示しました。実に多くのものに、そうした問題があることがわかるでしょう。なお、表13の「禁忌《きんき》」とは、ある病気に対して用いることを禁じなければならない薬品や食品を指しています。

たとえば、**ビタミンA**や**C**のような一般的なものでも、薬に影響が出たり、頭痛が起きる可能性があります。また、**カモミール**や**朝鮮人参**は血液凝固防止薬の働きを強め、逆に**クマザサ**は弱める可能性があるのです。

薬を服用している人が健康食品を摂取する場合は、あらかじめ医者か薬局の薬剤師に相談するほうがよいでしょう。

薬の服用中は勧められないセント・ジョーンズ・ワート

薬との相互作用でもっとも有名なのが、セント・ジョーンズ・ワート。ヨーロッパで古くから使われてきた薬用ハーブの一種です。うつ状態の改善などに効果があるといわれています。しかし、さまざまな薬との相互作用も判明。経口避妊薬をはじめ、抗ＨＩＶ薬、血液凝固防止薬、強心剤などの効果を減少させる作用があります。

とはいえ、常用している場合は、急に中止するのもよくありません。医薬品の分解促進作用がなくなるために、薬の血液中の濃度が高くなるからです。その結果、薬の作用が強くなりすぎて、副作用が起きる可能性があります。したがって、医師の検査を受けながら中止の判断を仰ぐべきです。

トクホでも相互作用に注意

薬との相互作用については、特定保健用食品（トクホ）など安全性や有効性が試験で確認されているものであっても、注意しなければなりません。トクホの安全性試験は、あくまで他の薬を摂取していない、健康な人あるいは半健康状態の人が対象です。

とくに、高血圧や高血糖などの治療で薬を飲んでいる人の場合、同じ効果をもつトクホを食品として摂取すると、作用が増強する可能性が否定できません。そして、血圧が下がりすぎたり、低血糖などの症状を起こしてしまうおそれがあります。

医薬品への影響

おもな作用など
激しい頭痛が起こる可能性がある
レボドパの代謝を進め、作用を減弱させる
薬剤の代謝が阻害され、血中エストロゲン濃度が上昇する可能性がある
ジコキシンの作用を増強し、吐き気、嘔吐、不整脈などの症状が現れることがある
大量の摂取により、出血傾向が強くなる可能性がある
相互に血中濃度を低下させる作用がある
吐き気、嘔吐、不整脈などの症状が現れることがある
同様な作用をもつため、併用により降圧作用が増強されるおそれがある
ともに糖を分解する酵素の働きを抑える作用をもつため、薬剤の作用が増強されるほか、低血糖の恐れもある。治療中は併用しないこと
医薬品の代謝が促進され、血中濃度が低下するおそれがある。ただし、急に摂取を中止すると、分解促進作用がなくなることで医薬品の血中濃度が高くなりすぎ、副作用が現れる可能性がある。医師の検査を受けながら中止の判断を仰ぐ
併用で脳内のセロトニンの作用が増強され、「セロトニン症候群」(落ち着かない感じ、下痢、ふるえ、発熱、発汗、意識障害などの症状)が起こるおそれがある
血小板の働きを抑える作用があるため、併用により出血傾向が強くなる可能性がある
相加作用により、静脈血栓塞栓症などの副作用が現れる可能性がある
作用が強くなるおそれがある
カモミール中のクマリンまたはクマリン誘導体に抗血液凝固作用があるため、作用が増強される可能性がある
血小板の働きを抑える作用があるため、併用により出血傾向が強くなる可能性がある
カリウムの排泄が促進され、低カリウム血症が起こり、薬剤の作用が増強される
ビタミンKを含むため、ワーファリンの作用が弱くなることがある。
抗血液凝固作用があるので、大量摂取は避ける(食事で摂るぐらいなら問題ない)
抗HIV薬の代謝が促進され、血中濃度が低下するおそれがあるので、抗HIV薬投与時は、ニンニク成分含有製品を摂取しないよう注意すること
出血が長引く可能性があるので、大量摂取は避ける(食事で摂るぐらいなら問題ない)
ビタミンKを含むため、ワーファリンの作用が弱くなることがある。

(2004年)などをもとに作成。

表13　おもな健康食品の

健康食品の素材	医薬品(おもな商品名)	医薬品の作用への影響
ビタミンA	血液凝固防止薬(ワーファリン)	増強
	テトラサイクリン系抗生物質	増強
ビタミンB6	パーキンソン病治療薬(レボドパ)	減少
ビタミンC	卵胞ホルモン薬(エストロゲン)	増強
ビタミンD	強心剤(ジゴキシン)	増強
ビタミンE	血液凝固防止薬(ワーファリン)	増強
葉酸	抗てんかん薬(フェニトイン)	減少
カルシウム	強心剤(ジゴキシン)	増強
血圧が高めの方の特定保健用食品 ラクトトリペプチド(アミールS)、かつお節オリゴペプチド、サーデンペプチド	高血圧治療薬(ACE阻害薬)	増強
血糖が気になる方の特定保健用食品 グアバ葉ポリフェノール(番爽麗茶)、難消化性デキストリン、小麦アルブミン、L−アラビノース	糖尿病治療薬	増強
セント・ジョーンズ・ワート含有食品	抗HIV薬、血液凝固防止薬(ワーファリン)、免疫抑制薬(シクロスポリン)、経口避妊薬、強心剤(ジゴキシン)、気管支拡張薬(デオフィリン)、抗てんかん薬(フェニトイン)、抗不整脈薬(ジソピラミド)、卵胞ホルモン薬(エストラジオール)	減少
	選択的セロトニン再取り込み阻害薬(SSRI)	減少
イチョウの葉、フィーバーフュー	血液凝固防止薬(ワーファリン)、解熱鎮痛薬(イブプロフェン、アスピリン)	増強
ノコギリヤシ	卵胞ホルモン薬(エストロゲン)	増強
バレリアン(セイヨウカノコソウ)	向精神薬(睡眠薬、抗不安薬)、抗ヒスタミン薬	増強
カモミール	血液凝固防止薬(ワーファリン)	増強
オオバコの種子(サイリウム)	躁病薬(リーマス)	減小
朝鮮人参	血液凝固防止薬(ワーファリン)	増強
カンゾウ(甘草)	強心剤(ジゴキシン)、利尿薬(フロセミド)	増強
クマザサ	血液凝固防止薬(ワーファリン)	減小
ニンニク	血液凝固防止薬(ワーファリン)	増強
	抗HIV薬	減小
ショウガ	血液凝固防止薬(ワーファリン)	増強
クロレラ食品	血液凝固防止薬(ワーファリン)	減小

(出典) http : //www.topnet.gr.jp/、『治療』84巻1号(2002年)、『日本家政学雑誌』55巻4号

副作用・禁忌・薬との相互作用

おもな禁忌、おもな薬との相互作用
てんかん治療中の人、漆・カシューナッツ・マンゴーアレルギーの人には禁忌。抗凝血治療中の患者は注意。アスピリンなど非ステロイド系抗炎症薬使用者には勧められない
肝臓・腎臓病の患者は医者に要相談。鎮痛剤や抗うつ剤使用者は、2 週間以上の服用は禁止。アルコール、抗ヒスタミン薬、筋弛緩剤、向精神薬、鎮静剤などとの併用は避ける
精子に毒となる可能性。重度のうつには使用しない。抗 HIV 薬、免疫抑制薬、血栓防止薬、ぜんそく治療薬などの効果を減少させる可能性。突然の服用中止は、さまざまな薬の血中濃度を急上昇させる可能性。アルコール、抗凝血剤、抗生物質、カゼ薬、他の抗うつ剤、チーズと併用は避ける。経口避妊薬の働きを弱める
高血圧、低血糖の人には禁忌。感染症初期での高用量摂取は、免疫機能を低下させるおそれ。ガン患者は主治医に要相談。心臓血管疾患や糖尿病の患者も注意。強心剤のジコキシンの作用を弱める可能性
ワーファリンなどの抗凝血剤効果の増大。抗けいれん治療中の患者は禁忌
前立腺肥大の患者は定期的に医者と要相談。乳ガン患者には禁忌
甲状腺ホルモンサプリメントの吸収を阻害する可能性
血中のブドウ糖を減少させる可能性。アスピリンなどの抗炎症薬の抗凝血作用を増大させる可能性。ワーファリンなどの抗凝血剤効果の増大。降圧剤作用の増大の可能性
深刻なうつ状態の人には適切でない。運転中は禁止。パーキンソン病の症状悪化の可能性。3 カ月以上使用の禁止。胆嚢や肝臓に障害がある人には禁忌。アルコールや精神安定剤と併用しないこと
抗凝血剤の作用を強める可能性
手術後の回復を遅らせる可能性。白血球が少ない人は禁忌
うつ症状を悪化させる可能性。心臓病の患者には危険な可能性。アレルギーなど免疫異常や精神疾患の人、ステロイド剤使用者には禁忌
ホルモンに関係するガン(前立腺、子宮、卵巣、乳)患者は医者と要相談。前立腺肥大の患者は禁忌

上院・老化問題特別委員会供述書、2001 年 9 月 10 日。

表14　高齢者向け健康食品のおもな

成　　分	標榜されている効果	おもな副作用
イチョウの葉	記憶力の改善、アルツハイマー病症状の軽減など	まれだが、胃腸の不調、肌のアレルギー反応、頭痛
セイヨウカノコソウ(ハーブの一種)	リラックス効果、不安の解消など	頭痛、軽度の吐き気、動悸、興奮、不眠、かすみ目、飲みすぎると心拍を弱め、マヒを起こす可能性
セント・ジョーンズ・ワート	軽度のうつの症状改善、ストレスによる抵抗力の増大など	軽度の胃腸の不調、皮膚発疹、倦怠感、不眠、情緒不安、めまい、光過敏症、セロトニン症候群、口の渇き
朝鮮人参	ストレスの軽減、免疫機能の強化、血糖値の低下など	一般には安全だとみなされているが、継続摂取は3カ月まで。胸部の痛み、膣からの出血、緊張感、興奮、高血圧、頭痛、不眠、情緒不安、吐き気を起こし、乳ガンの再発の可能性
月見草油	血中コレステロールの減少、血圧降下作用、関節リウマチの治癒など	胃腸の不調、吐き気、軟便、頭痛
ノコギリヤシ	前立腺肥大の治癒、精力や精子数の増大、女性の豊胸、はげの防止(男性のみ)	まれだが、頭痛、胃腸の不調、下痢、嘔吐、便秘、めまい、勃起障害、不眠、倦怠感、心臓の痛み
オメガ3脂肪酸(魚油)	心臓病の予防、血管の拡張、血圧降下など	出血しやすくなる、魚くさい口臭、腹部膨満、血中の総コレステロールの増大
大豆のタンパクとイソフラボン	血中のコレステロール、中性脂肪の減少など	胸焼け、吐き気など軽度の胃腸の症状
ニンニク	血中コレステロールの減少、血圧降下作用、心臓病の予防など	まれだが、胸焼け、吐き気など軽度の胃腸症状、体臭、口臭、頭痛、めまい
カバカバ	神経性不安、ストレスの軽減	一時的な皮膚障害、肝臓障害、アレルギー反応、胃腸の不調、排尿障害、口のしびれなど
グルコサミン	変形性関節症の治癒	胃腸の不調、動物実験でインシュリン分泌の減少が指摘
コエンザイムQ10	老化防止、身体能力の向上など	まれだが、胸焼け、吐き気、胃痛、下痢、頭痛、めまい、発疹
コンドロイチン硫酸	関節痛の軽減など	胸焼け、吐き気など軽度の胃腸症状
サメの軟骨	ガンの予防と治療など	甲状腺ホルモンを攪乱し、吐き気、消化不良、疲れ、熱、めまいを起こす可能性
メラトニン	睡眠誘発	不妊、低体温症、網膜の損傷、性欲の減退、高血圧・糖尿病・ガンを誘発する可能性
DHEA	老化防止、精力増大など	顔の毛の増加、ニキビ、頭髪の減少、脂肌、気分のむら、攻撃性、ホルモン攪乱、肝臓の異常、月経の異常、不眠、倦怠感、頭痛、緊張、声質の変化、興奮、HDLコレステロールの減少、心拍の攪乱、肝炎・心臓病・糖尿病・脳梗塞・前立腺ガン・乳ガン・子宮内膜ガンのリスクの増大

(出典)アメリカ会計検査院(GAO)「高齢者向けの健康製品・老化防止製品の潜在的危険性」

2　脂肪がつきにくいトクホ　花王のエコナに発ガン性の疑い

特定保健用食品(トクホ)として98年に許可され、「体に脂肪がつきにくい」という表示で発売された花王のエコナクッキングオイル(エコナ)。生活習慣病予防のトクホのさきがけとなった商品です。02年にはマヨネーズタイプも登場。はごろもフーズのシーチキンやサンヨー食品のサッポロ一番やさしいラーメンシリーズなど、健康志向からエコナを使った他社商品も、増えてきました。ところが、主成分であるジアシルグリセロールに、発ガンを促進する疑いが出ています。

人工合成油だったエコナ

そのジアシルグリセロールとは、どのような油なのでしょうか？

私たちが通常食べている油(食用油脂)や、体に蓄えている脂肪(中性脂肪)は、グリセリンと脂肪酸が結合した形をしています(図11)。それらのほとんどは、グリセリンの3本の手すべてに脂肪酸が結合した、トリアシルグリセロールというものです。

一方、ジアシルグリセロールは、2本の手

図11　ふつうの油とエコナクッキングオイルの違い

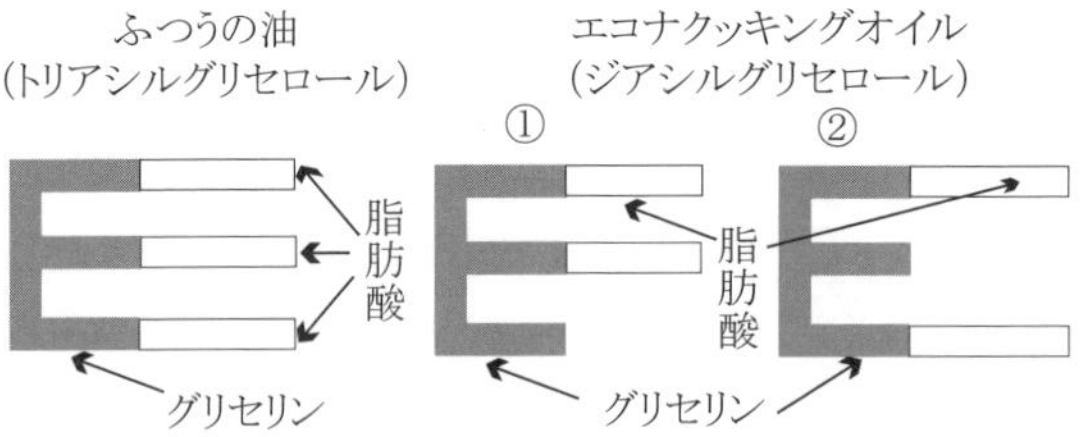

にしか脂肪酸が結合していません。食用油は吸収の過程でいったん分解されます。ふつうの食用油の場合は、吸収後すぐに再結合して中性脂肪になるので、そのまま体脂肪に蓄積されやすいのです。これに対して、脂肪酸が2本しか結合していないジアシルグリセロールは、吸収時に分解されると、なかなか再結合されません。それでエネルギーとして燃焼されやすく、体脂肪として残りにくいという仕組みです。

ジアシルグリセロールは天然の油脂にも数％含まれていますが、エコナの場合は人工的に脂肪酸とグリセリンを化学合成し、80％にまで増やしました。そんなにたくさんのジアシルグリセロールを摂取するという経験は、これまで私たちにはありません。

「念のため」の安全性試験で発ガン性を示唆

エコナがトクホに許可申請された段階で行われた動物実験では、発ガン性は認められませんでした。続いて申請したマヨネーズタイプの審査段階で、ジアシルグリセロールにガンを促進させる作用があるという意見が出されます。しかし、①小腸で吸収されるときに分解してしまう、②その前の胃や食道でもサイズが大きいために細胞内には入らない、という試験データが提出されたため、「安全性に問題はない」として、03年9月にトクホの許可がおりたのです。ただし、念のために、感受性の高いラットなどを使い、発ガン促進作用について実験することが、付記されました。

これを受けて、厚生労働省の研究費で国立がんセンター研究所が実験を開始。オスのラットに対して舌ガンを増やすことを示唆する結果が、05年5月に出ました。遺伝子を組み換えてガンになりやすくしたオスのラットにジアシルグリセロールを含んだエサを与えると、ふつうの油のエサを与えたグループと比較して、舌ガンの発生頻度が最大3・6倍になったのです。

この実験はラットの数が少なかったので、動物数を増やした再実験を行うことを厚生労働省は決定しました。ところが、その再実験の結果が出るまでにはさらに1年半程度かかる予定です。その間、発ガン性の疑いのあるエコナの扱いはどうするのでしょうか。

発ガンを促進する油はトクホにふさわしくない

当面、追加試験の結果が出るまで、エコナもマヨネーズタイプも、トクホの許可を取り消し、販売も一時停止すべきでしょう。

発ガン物質には、正常な細胞をガン細胞に変える作用のもの（イニシエーター）と、ガン細胞が増殖して腫瘍に成長することを助ける作用のもの（プロモーター）の2種類があります。イニシエーター物質は規制されてきていますが、タバコの煙や一部の食品添加物、住宅建材から揮発するホルムアルデヒドなど、まだまだ身の回りにあふれています。私たちの体内で、いつガン細胞が発生するかわかりません。通常はガン細胞が発生しても、多くの場合は修復されてなくなりますが、プロモーター物質があると1個のガン細胞からガンを発症する確率が増すのです。食品成分や添加物などの毒性研究で有名な同志社大学の西岡一名誉教授は、こう指摘します。

「ガン細胞を1個ももっていない人はいないだろう。だからこそ、食用油のように毎日摂る食品に発ガンプロモーター作用の疑いのあるものを使うべきではない」

食塩にも発ガン促進作用があるという報告があります。しかし、そうした必須栄養素とジアシルグリセロールを同様に扱うべきではありません。ジアシルグリセロールは、脂肪がつきにくいという効能を標榜するために人工的に合成された油で、無理に摂取する必要はないのです。

体脂肪を減らす方法は、ほかにいくらでもあります。わざわざガンになるリスクを負う必要はありません。とくに、タバコなど他の発ガン物質を摂っている人たちはリスクが高くなるので、よく気をつける必要があります。

3 ビタミンの摂りすぎは危険

ビタミンEの過剰摂取で死亡率上昇

ビタミン剤のなかには、栄養機能食品の上限値をはるかに超える量を含んだ商品も売られています。最近の研究で指摘されているのは、ビタミンの過剰摂取による副作用の可能性です。とくに、ビタミンAやEなどの脂溶性ビタミンは体内に蓄積されるので、過剰摂取のリスクが高くなります。

ビタミンEは、その強力な抗酸化作用で、さまざまな病気の予防効果が期待されています。しかし、臨床試験の多くでは、望ましい結果が得られていません。むしろ、逆効果を示唆する研究もあります。

アメリカのジョンズ・ホプキンス大学の疫学者エドガー・ミラー博士が過去の臨床試験を集めて再分析した研究が、05年1月に発表されました*。博士は、世界各地で行われた19の臨床試験による約13万6000人のデータをもとに、ビタミンEの摂取量と死亡率を分析。少量では死亡率が減少していましたが、100mgを境に徐々に死亡率が上昇する傾向が現れ、267mg以上では顕著に高くなりました。

現在、日本人が食品から摂取しているビタミンEの量は、平均で男性が8・6mg、女性は9mg。ほぼ必要量を満たしています。そして、栄養機能食品としての上限値は150mgなので、

＊*Annals of Internal Medicine*, Vol. 142, No.1, Jan, 2005.

すでに有害な可能性のある領域に入っているわけです。いわゆる健康食品として販売されている高用量ビタミン剤には、それ以上の商品（たとえば大塚製薬のネイチャーメイド・ビタミンE400IU）もあるので、注意が必要です。

3歳未満の子どもの食物アレルギーが増加

アメリカでは、2～4歳児の半数以上が何らかのビタミン剤を与えられているそうです。こうした子どもへのビタミン剤の使用は食物アレルギーやぜんそくの原因になるという研究結果が、発表されました*。

赤ちゃんや幼児で食物アレルギーやぜんそくが増えている原因のひとつは、母乳ではなく、人工乳で育てられたことではないかと、これまで指摘されてきました。それに加えて、乳幼児期のビタミン剤使用が影響を与えているのではないかと調べたのが、ワシントンDCにある全米子ども医療センターのジョシュア・ミルナー博士たちの研究です。

約8000人の子ども対象に、3歳の段階でビタミン剤を与えられているグループと、与えられていないグループを比較調査。前者については、生後6カ月までに与えたグループ、生後3カ月までに与えたグループに細分化して比べました。

①食物アレルギー
3歳の段階でビタミン剤を与えられている子どものほうが、発症率が1・56倍多い。その傾向は、人工乳で育てられた子どもに顕著である。

②ぜんそく
全体では、ビタミン剤使用との関連は見られない。だが、黒人に限ると、生後6カ月までにビタミン剤を与えられた子どもは、与えられていない子どもに比べて、発症率が1・27倍である。

3歳未満の子どもへのビタミン剤の使用は慎重にしたほうがよさそうです。

＊*Pediatrics*, Vol.114, No.1, July, 2004.

ビタミンは食品から摂ろう

ビタミンCなど水に溶けやすいビタミンは、余分な量は尿から排泄されるので、過剰摂取のリスクはないと考えられています。しかし、ミネソタ大学のD-H・リー博士たちが閉経後の糖尿病の女性約2000人を対象にした研究では、ビタミンCの摂取量と心臓疾患による死亡率に関連性があるという結果が出ました*。

2000人を摂取量によって5つのグループに分類したところ、もっとも多く（一日平均667㎎）摂取していたグループの死亡率は、最少量（一日平均85㎎）のグループの1・8倍でした。食品からの摂取とサプリメントからの摂取に分けて分析したところ、食品からだけの摂取では死亡率は変わりません。しかし、サプリメントとして1日300㎎以上摂取していたグループは、死亡率が1・69倍上昇していたのです。なお、死亡率が上昇したのは糖尿病の女性だけで、一般女性のデータには差がありません。

この結果、サプリメントから摂取するほうが食品からよりリスクが高いことが明らかです。同様の結果は、ビタミンAの過剰摂取と先天異常児のリスクについての研究でも指摘されました。その原因は、つぎの2つと考えられます。

①サプリメントのほうが過剰摂取になりやすい。

②食品に自然に入っている抗酸化ビタミンは、生化学的にバランスが取れている。一方、サプリメントはそうしたバランスが取れていない。そのため、体内の抗酸化と酸化促進反応のバランスが撹乱される。

全米心臓病学会は、こう勧告しています。

「心臓病のリスクを抑えるために抗酸化作用のあるビタミンを摂るのなら、サプリメントからではなく、フルーツや野菜などの食品から摂取したほうがよい」

**American Journal of Clinical Nutrition,* Vol. 80, 2004.

4 飲むヒアルロン酸で肌はうるおうか

ヒアルロン酸は体内に多く存在する多糖類の一種で、細胞と細胞の隙間を充填して安定させるのに大きな役割を果たしています。

水分吸収力が強いので、化粧品の保湿成分や形成外科でシワを伸ばす治療などに使われてきました。そのヒアルロン酸をサプリメントにした商品が販売されています。

妊娠中・授乳中は注意！

ヒアルロン酸は体内に多い成分なので、比較的安全とみなされてきました。しかし、国立健康・栄養研究所のホームページ（121ページ参照）では、サプリメントとして口から摂る場合については信頼できる十分なデータがないという判断です。とくに、母乳中に分泌されるかどうかは不明なので、妊娠中や授乳中は使用を避けたほうがよいとされています。口からの摂取で肌のうるおいにどれだけの効果があるのかも、はっきり証明されているわけではなさそうです。

肌への効果については、ＮＨＫテレビの『ためしてガッテン』（03年7月9日）で取り上げられました。ヒアルロン酸のサプリメントを2週間飲んでもらい、その前後で肌の水分量と弾力の変化を測定したのです。すると、肌の水分量にはほとんど変化がなく、弾力はわずかに増えた程度でした。番組では、こんな研究者のコメントを紹介しています。

「ヒアルロン酸を食べても、吸収されるときにいったん分解されるので、翌日たくさん合成されるわけではない」

ヒアルロン酸を口から摂取した場合、体内にどのくらい吸収されるか、どのくらいの速さで代謝されて排泄されるのかなどについては、基本的な情報が不足しているそうです。

血液中に大量のヒアルロン酸があっても肌はカサカサ

キユーピーは、ヒアルロン酸を使ったサプリメントヒアロモイスチャーSについて、「肌の乾燥を気にする人のために」として特定保健用食品（トクホ）の許可申請を行っています。摂取目安量は一日120㎎です。食品安全委員会の審議では、安全性の問題はないという結論でした。しかし、有効性に関して、つぎのようなかなり核心的な疑問が出されています。

「肝臓に障害がある患者では、血液中のヒアルロン酸が分解されず、正常値の1000倍近く増える場合がある。しかし、その患者の皮膚は、少なくともうるおっていることはない」

トクホの有効性については、厚生労働省で審議されることになっていますが、現時点では結論は出ていません。

ところがキユーピーは、トクホの摂取目安量の倍にあたる一日240㎎含んだ商品を、自社のホームページを通じてすでに販売しています。第3章で説明したように、トクホはあくまで効能・効果の表示に関する許可なので、トクホの許可がなくても一般食品としての販売は可能です。しかし、トクホの審議で有効性や安全性に問題が出た場合、すでに販売されている一般食品についての扱いがどうなるのかは不明のままです。また、トクホの2倍の含有量の同じメーカーの商品が一般食品として販売されることの妥当性にも、疑問を感じます。

しばらく使って肌がうるおう効果が感じられなければ、お金の無駄なのでやめておいたほうがよいでしょう。

5 グルコサミン・コンドロイチンでぜんそくが悪化

本当に効くのかは灰色

「フシブシの健康に」とか「ひざの友」という宣伝文句で売られている健康食品の主成分は、グルコサミンやコンドロイチンです。どちらも、歳をとってからの膝の痛みを軽くする効果が宣伝されています。

グルコサミンもコンドロイチンも、膝や肘などの軟骨を構成する成分です。もともと体内に存在するので、副作用がなく、安心して使えると言われてきました。ただし、本当に関節症の症状を緩和する効果があるのかは、はっきりしないようです。

グルコサミンについては、24回の臨床試験が行われてきました。そのうち21回は、何らかの効果があるという結果が出ているものの、実験の規模が小さい、研究手法がお粗末などの批判が出ています。しかも、メーカー出資の研究の割合が多く（12回）、中立的な臨床試験では「効果なし」という結果が2回も出ています。口から摂取した場合に腸で何％吸収されるのか、また肝臓で分解されるので最終的に何％が関節の軟骨細胞に届くのかも、未解明です。

コンドロイチンは、グルコサミンより臨床試験のデータが少ないうえ、注射で膝関節に注入する試験方法がとられている場合もあります。口から摂取した場合の吸収率はかなり低い（10％

程度）と指摘されているからです。

全米リウマチ学会は、02年につぎのような声明を出しました。

「グルコサミンとコンドロイチンについて、膝の痛みの軽減に有効かどうか多くの研究が行われているが、学会としては現在のところ、使用の勧告は時期尚早と判断している」

摂取をやめたら、すぐに改善

グルコサミンを健康食品として使用した場合の副作用としては、軽い胃腸症状（お腹が張る、差し込むような痛みなど）が報告されています。コンドロイチンの副作用は、現在のところ明らかになっていません。

しかし、アメリカではぜんそくの症状が悪化したという症例報告[*]があります。長年ぜんそくを患っていた52歳の女性の症状が突然悪化し、治療を受けたケースです。症状を抑える薬の量を多くしたものの、3週間たっても症状は改善しませんでした。

そこで、悪化した前後の様子をくわしく聞いたところ、関節痛の痛みを抑えようとグルコサミンとコンドロイチン硫酸のサプリメントを摂りはじめた時期と合致することがわかりました。一時的に摂取を止めてもらったところ、24時間以内に症状は改善。再度サプリメントを摂ってみて症状が再発するか調べようとしましたが、女性が了承せず、できませんでした。

症例報告を書いたA・タリリア博士が文献をいろいろ調べてみると、グルコサミンやコンドロイチンがぜんそく患者に対してアレルギー反応を起こす可能性を示唆する実験が見つかったとのこと。博士はこう指摘しています。

「サプリメント摂取時期と症状が現れた時期のタイミングと、生化学的な証拠から、グルコサミンとコンドロイチンのサプリメントがぜんそくを悪化させたと考えられる。ダイエタリーサプリメントには医薬品と違って副作用の報告制度がないのが問題だ」

＊*The Journal of the American Board of family Practice,* Vol.15, No.6, Nov.-Dec., 2002.

6
サメの軟骨に ガンの抑制効果は本当にあるのか

サメもガンになっていた！

健康食品をどんな目的で摂るかはさまざまです。栄養補給から、病気予防、ガンの再発防止、さらには末期ガンの治療まで、深刻さは増していきます。有効な治療法があるならば、「健康食品なんかに頼るな」と言うのは簡単です。しかし、そうでない場合は、たとえ効果があるという十分な証拠がなくても、1％でも可能性があるのならば賭けてみようという気持ちは、よく理解できます。

アメリカで、ガンの治療に効果があるとされ、もっとも人気の高いサプリメントは、**サメの軟骨エキス**です。宣伝コピーは、「サメはガンにかからない」。ウイリアム・レーン博士は著書で「ガンが大きくなるのに必要な栄養分の供給を行う血管の再生をサメの軟骨が阻害する」と述べています。アメリカの臨床医への聞き取り調査によると、元患者の80％がサメの軟骨エキスの使用を相談していました。日本でも、アガリクスなどと併用されるケースが増えているようです。

しかし、実はサメもガンにかかっていることが、最近の研究でわかってきました。ジョンズ・ホプキンス大学のオストランダー博士の調査です。* 博士は、悪性・良性両腫瘍がサメに発生した40のケースを紹介。発生率は低いかもしれないが、そもそもデータが不足していてなんと

＊*Cancer Research*, Vol.64, Dec., 2004.

も言えない状況だそうです。

日本でも、サメの軟骨エキスを輸入販売したり、個人輸入の斡旋をする会社は、少なくありません。なかには、「サメの軟骨の製品には、アメリカで日本の厚生労働省にあたる食品医薬品局（ＦＤＡ）の厳重なチェックを受け、承認されたものもあります*」などと、さもサメの軟骨が医薬品として承認されたかのように誤解させる宣伝をしている会社もあります。

しかし、ＦＤＡの承認というのは、「人間の臨床試験用に認めた」ということ。当然ながら、医薬品として認められるには人間での臨床試験で効果が確認されなければなりません。単に試験に使うために認められたことを声高に宣伝して、医薬品ではないものを健康食品として販売しているだけなのです。

いまのところ臨床試験では効果なし

では、肝心の人間のガン治療への効果は認められたのでしょうか？

全米ガン学会の学会誌に05年7月、進行性の乳ガンと大腸ガンの患者に対して行った臨床試験の結果が発表されました**。それによると、サメの軟骨エキスを投与しても、患者の生存率や症状の改善などには差がないし、軟骨がもつ胃腸への毒性で、逆に悪影響が出たそうです。オストランダー博士は指摘しています。

「たしかに、サメの軟骨のある成分に、ガン細胞の増殖を抑制する効果がある可能性は否定できない。しかし、たとえ効果がある成分が含まれているとしても、それを人間の治療に使うためには多くのステップが必要。成分を特定し、毒性をチェックし、どの種類のガンに効果があるのか、どんな摂取方法がいいのか、効果が最大になる用量はどのくらいかなどを調べなければならない。健康食品として販売している業者は、それらの必要なステップを無視して、加工していないサメの軟骨エキスを摂ればすべてのガンに効くと宣伝しており、問題である」

＊http://www.lskaientai.com/kenkou/samenankotu.html

＊＊*Cancer,* Vol.104, No.1, July 1, 2004.

7　大豆イソフラボンの環境ホルモン作用

無制限に摂ってよいのかを試算

05年7月、食品安全委員会から興味深い報告書(案)が公表されました。題名は「大豆イソフラボンの安全性評価について」。トクホに使われる**大豆イソフラボン**について、どれくらいの量までならば安全性に問題がないかを評価しようとしています。現在まだ審議中で結論は出ていませんが、健康食品に対する規制を考えるうえで画期的な意味があるので、少しくわしく検討してみましょう。

第3章で説明したとおり、ある成分が健康食品の素材として使用可能かどうかの判断は、①医薬品専用の成分、②食品にも使用してよい成分のどちらに分類されるかによって、決められています。そこで食品にも使用してよいと判断された成分については、摂取量による制限がありません。

実質的に無制限に使える結果、メリロートやコエンザイムQ10のように医薬品としての摂取量をはるかに超える量を含んだ商品が健康食品として販売されているわけです。医薬品の摂取量を超えたら即危険とはいえませんが、安全かどうかの公的な評価はどこでも行われていません。

大豆イソフラボンの場合、**フジッコ**の**黒豆茶**など、骨の健康維持に役立つという効能によってトクホとして認められた飲料が、すでにあります。今回は、もっと大量に大豆イソフラボンを含んだ錠剤や味噌がトクホとして申請されたことをきっかけに、食品安全委員会が安全性評価についての審議を開始しました。興味深いのは、基本的に食事からある程度を摂取していることを前提として、それに加えて健康食品として無制限に摂ってよいのかを試算しようとしている点です。

有効性と危険性の両面をもつ

大豆イソフラボンは大豆の胚芽に多く含まれる成分で、フラボノイドの一種。人間や動物の体内で女性ホルモンと同じような働きをします。それで、環境ホルモンとしての有害性が問題とされてきました。一方で、乳ガンや骨粗鬆症などのリスクを下げるという有効性も指摘されています。

ラットの実験では、乳ガンを抑制する作用が示されています。また、日本人の女性を対象にした疫学調査では、乳ガンの発症率が減少しました。一日に味噌汁を3杯以上飲んでいる女性は、1杯以下の女性に比べて、発症率が4割も少ないという結果が出たのです。しかし、ラットの実験では、生殖機能の異常や、大腸ガンや肺ガンを促進するという報告もあります。

大豆イソフラボンがもつ女性ホルモン作用は、有効性と危険性の両面をもっているのです。

評価するうえでむずかしいのは、人間に対する大豆イソフラボンの有害性を計る指標がないこと。マウスやラット、サルなど動物実験では、子宮重量の変化や生殖機能の異常などが認められています。しかし、人間の場合は、摂取量の多い女性に月経周期の延長や血清中ホルモン濃度の変化などが報告されていますが、それが健康への影響につながるのかどうかは十分に解明されていません。

予防原則にもとづいた安全性評価

今回の報告書では、医薬品として使われる経口ホルモン剤の影響の強さと比較するという方法が取られました。大豆イソフラボンが医薬品と同じ強さの影響を出す量として、1日約26㎎（大豆イソフラボンアグリコン換算値。*）大豆イソフラボンとしては約41・6㎎程度。豆腐半丁（150g）、納豆2パック（60g）程度）を設定。食品から摂取する量に上乗せする形で健康食品ないしイソフラボン強化食品として追加的に摂取する場合には、この数値を超えないことが好ましいとしています。また、ホルモンの影響を受けやすい胎児、乳幼児、小児、妊婦については、追加摂取量にかかわらず、明確に安全であるとは判断できないと結論づけました。

化学物質の人体汚染や環境ホルモンの健康への影響に詳しい千葉大学医学部の森千里教授も、著者の取材にこう答えています。

「植物由来だから安全とは一概に言えない。大豆イソフラボンについては、通常の食事から摂るのはよいが、健康食品のように抽出・濃縮して添加した場合の安全性は別に考えるべきだ」

これらは、予防原則にもとづいた判断であると評価できます。予防原則とは、科学的に十分な根拠が存在しなくても、潜在的リスクのあるものに対して対策を取るという考え方。ＥＵ諸国は、食品の安全性に関して適用することをＷＨＯなどの場で主張しています。健康食品に適用すると、ふつうの食品と意図的に成分を濃縮した健康食品とでは、リスク評価も別にする必要があるという考え方です。

健康食品には、大豆イソフラボンのように食品に含まれる成分でありながら、そこから抽出・濃縮して食べた場合の安全性がきちんと評価されていないものがたくさんあります。今回、食品安全委員会が大豆イソフラボンに対して行おうとしている安全性評価を、すべての健康食品の素材に対して適用する必要があるでしょう。

＊大豆イソフラボンには、糖類が結合した配糖体と、結合していない非配糖体（アグリコン）がある。体内での生理作用の主体がアグリコンとみられるため、摂取量の目安はアグリコンの量で示される。

第7章

健康食品と安全に付き合うために

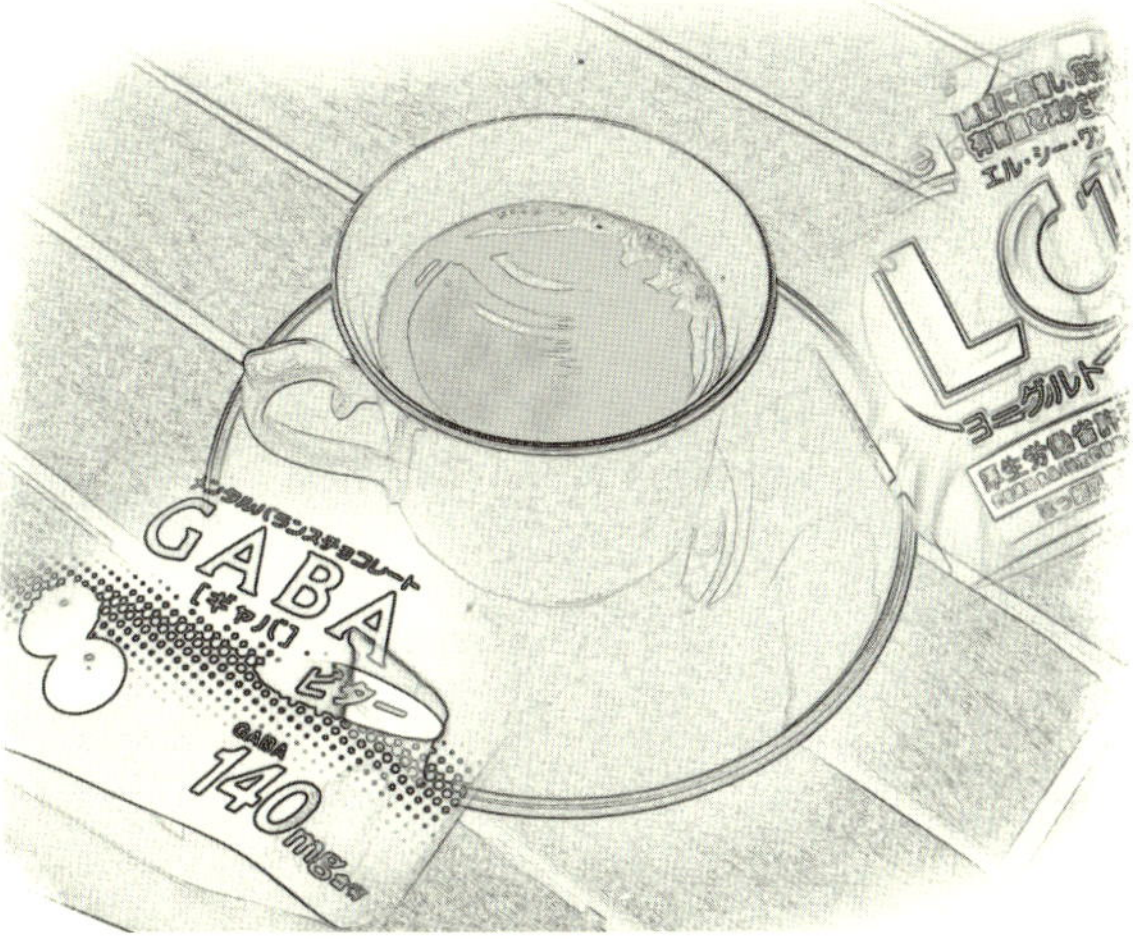

1 制度の改正が必要

危険度によるランク付け

実際に被害が起きたケースをもとに、健康食品の危険度のランク付けをすると、どうなるでしょうか。もっとも避けるべきものから、4つに分けてみました。

①中国製ダイエット食品のように、医薬品にしか使えない成分が含まれているもの。

②ウコンやメリロートのように、生薬・西洋ハーブなど医薬品としても使用されてきた成分を使ったもの。

③コエンザイムQ10やα-リポ酸など、もともともっぱら医薬品成分として使用されていたもの。

④大豆イソフラボンなど、もともと食経験があったり食品に含まれている成分であっても、カプセルや錠剤のように成分を抽出・濃縮したもの。

①は別格で、発見されたら未承認医薬品として販売禁止になります。輸入品に多く、成分名を表記していないので、どれが危険か事前に調べようがありません。現状では、輸入健康食品には手を出さないのが無難でしょう。

②は、散発的に健康被害が起きています。たしかに、因果関係を100％証明できてはいません。しかし、服用中に悪化し、中止したら改善して、ふたたび飲んだらまた悪化したという

ように、因果関係を示唆するケースもあります。生薬としての使用暦はありませんが、アガリクスもこの分類に入るでしょう。ウコンはカレーの香辛料としても使われてはいます。でも、効能・効果を期待して過剰に摂取するとリスクが増すと見るべきでしょう。

③は、現在のところ深刻な被害事例は報告されていません。しかし、健康食品として大量に長期間摂取した場合に健康への影響が本当にないのか、懸念されています。その点についてのリスク評価は、きちんと行われていません。

④は、①から③に比べればリスクは低いでしょう。ただし、第1章で紹介したアマメシバはこの分類に入ります。食経験がある食べ物でも、濃縮した場合はとんでもない被害を起こす可能性があることを示した事例です。

公正で信頼できる情報公開が不可欠

健康食品の問題が、農薬やＢＳＥ（いわゆる狂牛病）、遺伝子組み換え食品などと大きく違うのは、自分から積極的に摂取しないかぎりリスクは発生しない点です。知らないあいだに健康食品を食べてしまうことはありません

したがって、宣伝や表示されている情報がどこまで正しいのか、隠されているリスクはないのかが重要です。ところが、私たちが健康食品を選ぶうえでもっとも大切なこうした情報は、企業任せなうえに、非常にいい加減な状態で放置されています。それが健康食品の最大の問題です。「効果がありそうだから」といって、安易に食品として販売できるような現状は、大きく間違っています。

健康によいと宣伝しているからこそ、安全性についてはふつうの食品以上に厳密であるべきです。健康によいという証拠がある程度あっても、その成分についてふつうの食事で摂る以上の量を薦める場合には、逆に悪影響はないかを十分に調べる責任が、健康食品メーカーにはあります。そして、悪影響の可能性があるとした

ら、それも表示しなければなりません。

医薬品には副作用情報があり、その情報は変更される場合があります。エコナのような特定保健用食品(トクホ)として認められた商品でも、後から発ガン性などの有害性が発見されることがあり得るのです。その場合、速やかな情報の開示が最低限必要です。

日ごろから健康を気にして、せっせと健康食品を摂っている人が、ある日突然ガンになる。その人は、まさか健康食品の成分に発ガン物質が含まれていたとは思わないでしょう。日常の節制が不十分だったせいだと自分を責めることになります。そんな悲劇が起こらないようにしなければなりません。

被害の予防にもっとも効果的なのは、カナダのように、基本的に医薬品の一部に取り込む方法。そのなかで安全性と有効性について国が評価基準を定め、審査し、許可すればいいのです。輸入品も含めたすべての健康食品を許可制にしていれば、中国製ダイエット食品のような未承認医薬品の被害も予防できたでしょう。

規制を強化して国の権限を強めるという方法には、反対意見もあると思います。しかし、国民の安全にかかわる分野では、規制緩和してはならない部分がどうしてもあります。公的な立場で審査し、監視する役割が必要です。

もちろん、情報公開しないで恣意的に規制するやり方はナンセンス。どのように審査し、判断したのか、すべて情報公開しなければなりません。この点については、食品安全委員会は比較的しっかりしていますが、厚生労働省は不十分。食薬区分の見直しやトクホの審議の内容などについて、もっと情報を公開する必要があります。

2 健康情報の真偽を自分で調べる

5段階に分けて評価

つぎに、現在の制度のもとで、どうしたら被害を受けずにすむかを検討してみましょう。

まず、健康食品の有効性情報に、どれだけ科学的に信頼できる根拠があるのか。それを判断するのに非常に有効なフローチャートがあります。東北大学の坪野吉孝教授が紹介しているものので、健康情報を5段階に分けて評価するのです*。

第一段階=具体的な研究にもとづいているか

健康食品の宣伝には、よく個人的な体験談が記されています。でも、「食べたら効いた」という個人的体験だけでは、本当に食品の効果があったのか、その人が効果があると信じていたための心理作用がはたらいたのか、区別できません。また、その人には効果があったとしても、効かなかった人はいないのか、食べた人たちの何%に効果があったのかなども不明です。

「偉い先生が言っている」というのも、証拠にはなりません。そうした主張は、何らかの科学的証拠にもとづいている可能性は高いでしょう。しかし、重要なのは科学的証拠であって、偉い先生が言っているからではありません。

したがって、具体的な研究にもとづいて効果を主張しているかどうかが、有効性を確認する第一のステップになります。

＊坪野吉孝『食べ物とがん予防』(文春新書、02年)参照。筆者が加筆したフローチャートは126ページ。

第二段階＝研究対象は人間か

健康食品に限りませんが、有効性や安全性を調べる方法は、細胞実験、動物実験、人間を対象とした試験の3つに分けられます。

細胞を使った実験の場合、仮に有効性を示唆する結果が出ても、体内でも同じ作用が起きるかどうかはまだ不明です。ネズミなどの動物を用いた実験でも、人間と動物の違い（種差）があるため、その結果を人間に直接はあてはめられません。つまり、細胞実験や動物実験で有効性が認められても、人間で確認されなければ、証拠としては不十分なのです。

第三段階＝専門誌に論文として発表されたか

人間を対象とした試験結果が論文として公表されたものか、単なる学会発表かで違います。専門誌に掲載されるためには、複数の研究者による審査を受け、パスしなければなりません。したがって、証拠としての重要性が増します。

第四段階＝研究デザインの信頼性は高いか

人間を対象とした試験にも、いろいろな種類があります。医薬品の試験に使われ、信頼性がもっとも高いのが、「無作為割付臨床試験」です。患者を無作為に二つのグループに分けて、一方に本物の薬や健康食品を与え、もう一方には見た目はそっくりだが効果のないもの（偽薬）を与えて、結果を比較する方法です。

第五段階＝複数の研究で支持されているか

一回の研究結果だけでは不十分。同様な複数の研究で再現されているかが重要です。

有効性には厳しく、有害性には敏感に

坪野教授は、アガリクスがガンに対してどのような効果があるかを判定する方法について解説しています。*簡単に紹介しましょう。

まず、アガリクスのガンに対する効果を調べた研究を内外のデータベースで検索すると、61件ありました（第一段階）。そのうち8割以上は動物実験で、人間を対象にしたものは10件です（第二段階）。さらに、10件のうち論文として発表さ

*「アガリクスの効果を判定する」『文芸春秋』04年12月号。

れているものは7件でした（第三段階）。そのうち5件は「症例報告」と呼ばれ、少人数の患者さんに投与した影響について調べた研究で、偽薬を投与したグループと比較したものではありません。きちんと比較した無作為割付臨床試験は、2件しかありませんでした（第四段階）。

その結果は、不眠や食欲などの自覚症状で改善が見られたり、一部の免疫作用に効果があったというもの。ただし、実際にアガリクスを使用する人たちが期待するような、ガンの生存率を上げるとか再発率を抑えるという結果が出た論文はありませんでした。

この5段階評価はあくまで有効性の情報を判断する場合に使う方法であって、有害性の評価は別です。ある成分が有害かどうかについて人間を対象に検査すれば人体実験になってしまい、倫理上ゆるされません。

有害性の情報については、細胞実験や動物実験の結果にしても、人間での少数の症例報告であっても、重く受けとめる必要があります。

健康食品の効果を判断する基本は、「有効性の情報には厳しく、有害性の情報には敏感に」です。たとえばアガリクスについて、健康被害の報告は8件あり、発疹などの皮膚障害から肺炎を起こした例と肝機能障害を起こした例が6件ありました。厳密にいうと、１００％アガリクスが原因とは証明できていません。それでも、結論はこうなりました。

「アガリクスはガンの生存率や再発率を改善するかどうかわからず、安全とも言い切れない」

国立健康・栄養研究所のデータベースを活用する

坪野教授は、健康食品とうまく付き合うためには、消費者自身の情報武装が必要だと言います。まさに、そのとおりです。とはいえ、研究者ではない一般市民が論文を探して読んだり評価したりするのは、簡単ではありません。

そこで便利なのが、国立健康・栄養研究所のホームページ*のデータベース。２４２種類の健

＊http：//hfnet.nih.go.jp/main.php

康食品の素材の安全性と有効性について国内外で行われた研究を総合的に判断し、安全性と有効性について6段階に評価しています。

安全性＝「安全」「恐らく安全と思われる」「安全性が示唆されている」「危険性が示唆されている」「恐らく危険と思われる」「危険」。

有効性＝「有効」「恐らく有効と思われる」「有効性が示唆されている」「効果がないことが示唆されている」「恐らく効果がないと思われる」「効果がない」。

評価するための情報が不足していれば、安全性・有効性のどちらも「信頼できるデータがない」と評価される場合もあります。

もちろん、細かく見ると、不十分な点はあります。たとえば、市販されているすべての健康食品の素材を網羅しているわけではありません。また、グルコサミンやコンドロイチンについては、第6章で紹介したようなぜんそくのリスクについての研究が評価されていません。とはいえ、中立的な立場で書かれた評価をこれだけの規模で手軽に閲覧できるものは、ほかにはありません。とても、参考になるデータベースです。

安全性と有効性が自分で評価できる

この国立健康・栄養研究所のデータベースの情報をもとにすれば、あなたが食べている健康食品の成分の安全性と有効性の評価がある程度可能です。たとえば、「美肌効果がある」と宣伝されている飲むヒアルロン酸には、信頼できるデータがありません。α-リポ酸についても、痩身効果については人間での有効性を示唆する論文はありません。さらに、データベースの情報をもとに調べてみた例をあげてみましょう。

グリコに、メンタルバランスチョコレートGABAという商品があります。チョコレートの原料カカオに含まれる成分ギャバ（GABA＝γ-アミノ酪酸）は、人間の脳内に存在する神経伝達物質です。グリコの商品は、一般的なチョコレートの25倍以上のギャバを含有。リラックス効果があると宣伝しています。そこで、ギャバをホームページで探してみました。

「ヒトでの有効性については、信頼できるデータが見当たらない。安全性については、通常の食品に含まれる摂取量を超えた場合の安全性については、信頼できるデータが見当たらないため妊娠中・授乳中の使用は避けるべきとされている」

ここで注意しなければならないのは、書かれているのは、あくまでギャバという成分についての情報であるということです。個別の商品の安全性や有効性を評価しているわけではありません。このチョコレートにあてはめて考えると、有効性についてはあまり期待できず、安全性については通常の食品に含まれる摂取量を超えていないかが判断の基準になりそうです。この点について、グリコに問い合わせてみました。

「チョコレート1個あたりのギャバの量は7㎎。たとえばトマトには、100gあたり62㎎入っている。トマト1個分(120g)を食べるのには、チョコレート10個分が相当する。ギャバは医薬品でも使用されているが、その使用量は一日3gである。だから、安全と判断している」

調べてみると、たしかに第一製薬に、ガンマロン錠という頭部外傷後の症状緩和のための医療用医薬品がありました。「一日3g、三回に分けて内服する」と書かれています。医薬品としての使用で報告されているおもな副作用は、食欲不振や下痢などです。ただし、「妊娠中の投与に関する安全性は確立していない」という記述もありました。

医薬品の量と同じくらい摂取するには、一日にチョコレート143個を食べる計算になり、現実的ではありません。したがって、国立健康・栄養研究所の情報をもとに判断するかぎりでは、こうなります。

「リラックスなどの効果については、実証するデータはない。安全性については、チョコレートに含まれる量としては多いけれど、過度に食べないかぎり、通常の食品に含まれる範囲なので安全と考えられる」

3 気軽に相談できる専門家をもつ

なんでも気軽に相談できる医者がいればベストです。でも、そうした恵まれた環境にいる人はまれだと思います。

では、どうするか。医者よりも気軽に相談できそうな専門家は薬剤師です。たとえば東京都の場合、ホームページに薬局案内があり、都内の薬局を検索できます。そこでトクホについて相談できる薬局を調べて、* 実際に近所の薬局に行ってみました。

「トクホは一応データが公開されているので、相談に応じられます。でも、そのほかの健康食品については判断できる材料がないので、ちょっとむずかしいかもしれません」（薬剤師さん）

何らかの薬を常用している人は、かかりつけ

*http://www.toyaku.or.jp/pharmacy/con_search.php

専門家のアドバイスが大事

とはいえ、自分で調べるだけでは限界があります。医者、薬剤師、栄養士などの専門家に相談できれば、より安心です。それは、専門家に頼りきるという意味ではありません。あくまでアドバイスを受けながら、最終的には自分で判断するということです。

実は、それが一番むずかしい問題です。たとえば、健康食品の効果など頭から否定している医者もいれば、いいかげんな健康食品を勧める医者もいます。医者だからといって信頼できるとは、決していえません。個人的な知り合いで、

薬局を決めて、そこの薬剤師と知り合いになっておくといいでしょう。薬と健康食品の相互作用や健康食品を摂ってから体の具合が悪いなどの症状が起きた場合、適切なアドバイスを受けられるはずです。ただし、医師と同様に薬剤師もさまざま。いいかげんな健康食品を薦める薬剤師もいるので、注意してください。

いい薬剤師の見分け方

宮城県では、薬剤師の有志が、NPO法人「ふぁるま・ねっと・みやぎ」をつくりました。その目的は、氾濫している薬や健康食品に関する情報の真偽を見きわめ、科学的なデータを収集して、適切な情報を提供すること。市民向けの出前講座も行っています[*]。

健康食品に関心をもち、中立的な立場からアドバイスできる薬剤師が近くにいて、いろいろな相談に乗ってくれれば、非常に心強いですね。代表である薬剤師の戸田紘子さんに、うかがいました。

「相談されれば、なんとか調べて役に立とうと努力します。情報源をもっていない場合は悲しいかな、テレビのみのもんたさんの情報と影響力に太刀打ちできません。でも、少しずつ意識の高い薬剤師が増えていますし、たしかな情報源も多くなってきました」

――いい薬剤師をさがすポイントを教えてください。

「第一に、使命感と知識をもった薬剤師。第二に、いいことも悪いことも話してくれる薬剤師。第三に、特定の商品を勧めない薬剤師。少し話してみて、人柄を判断して選ぶのがいいと思います」

とはいえ、健康食品に関する信頼できる情報がまだまだ少ないのも事実。薬剤師だけに判断を求めるのは、無理があります。自分でもできるだけ情報を集め、それをもとに相談するのが理想的でしょう。

＊http://www.toyaku.or.jp/pharmacy/con_search.php

図12　健康食品の有効性を評価するフローチャート

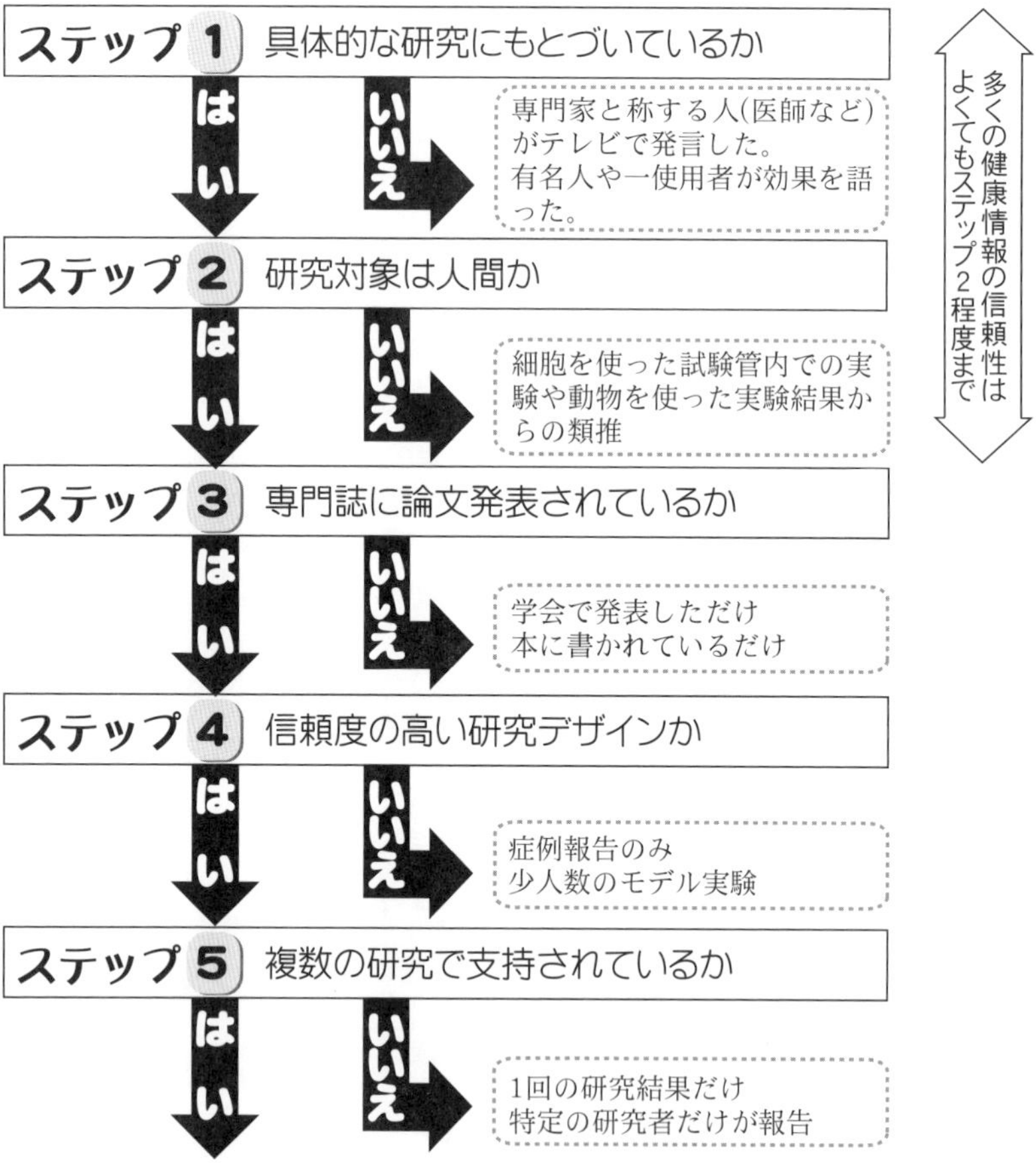
ステップ1　具体的な研究にもとづいているか
はい
いいえ
専門家と称する人(医師など)がテレビで発言した。
有名人や一使用者が効果を語った。
ステップ2　研究対象は人間か
はい
いいえ
細胞を使った試験管内での実験や動物を使った実験結果からの類推
ステップ3　専門誌に論文発表されているか
はい
いいえ
学会で発表しただけ
本に書かれているだけ
ステップ4　信頼度の高い研究デザインか
はい
いいえ
症例報告のみ
少人数のモデル実験
ステップ5　複数の研究で支持されているか
はい
いいえ
1回の研究結果だけ
特定の研究者だけが報告
多くの健康情報の信頼性は
よくてもステップ2程度まで

(出典)2005年6月30日に行われた第7回東京都食品安全情報評価委員会に提出された「健康食品」に関する都民へのメッセージ(案)をもとに筆者作成。

表15　健康食品に関する年表

年	月	日　　本	アメリカ
1962年	12月		サリドマイド薬害の影響で、食品·医薬品·化粧品法を改正。医薬品に対する有効性と安全性について審査基準を厳格にする
1971年	8月	厚生省薬務局長通知「無承認無許可医薬品の指導取締りについて」(通称46通知)で、食品と医薬品の区別の判断基準を明示	
1972年			市販の一般用医薬品の再審査が始まり、生薬・ハーブ類が医薬品からはずされる
1984年		文部省が食品の機能性についての研究に着手(後のトクホ制度につながる)	
1988年		厚生省でも機能性食品の制度化を検討する懇談会を創設	
1990年			栄養表示教育法の制定。一般食品への健康強調表示を認める
1991年		特定保健用食品(トクホ)制度の創設	
1994年		アメリカが日本に対して市場開放問題苦情処理推進会議(OTO)などの場で、医薬品扱いのビタミン・ミネラル・生薬・ハーブ類を食品カテゴリーへ変更するよう規制緩和要求を行う	栄養補助食品健康教育法(DSHEA)の成立。健康食品をダイエタリーサプリメントとして制度化
1996年		「規制緩和推進計画」の閣議決定。①カプセルなどの形状の一部のビタミン剤について、食品としての流通を認める、②ある種のハーブ類について、医薬品から食品への分類の変更を図る、③カプセルなどの形状をした一部のミネラルについて、食品としての流通を認める検討に着手する	
1997年	3月	ビタミン13種類が形状の規制緩和で食品扱いになる	
1998年	3月	ハーブ7種類が形状の規制緩和で食品扱いになる	
	12月	いわゆる栄養補助食品の取り扱いに関する検討会開始(保健機能食品の制度化へ)	
1999年	3月	ミネラル11種類が形状の規制緩和で食品扱いになる	
	4月	医薬品の範囲基準の見直しに関する検討会開始(食薬区分の見直しを検討)	
2001年	4月	46通知の見直し、医薬品に対する形状(剤型)による規制の緩和。保健機能食品制度の創設(従来の特定保健用食品に加えて、栄養機能食品を追加)	
2002年	2月～	中国製ダイエット食品による健康被害	
	10月	健康食品・無承認無許可医薬品健康被害防止対応要領を通知(疑いのある商品名の公表など)	
2003年	4月	健康食品に係る制度のあり方に関する検討会開始(条件付きトクホなどの制度見直しへ)	
	8月	特殊な摂取方法による食品の暫定的販売禁止措置を開始	
	9月	アマメシバによる健康被害で販売禁止措置を適用	
2005年	2月	健康食品の制度見直し(条件付きトクホ制度の創設など)	

〈著者紹介〉

植田武智（うえだ・たけのり）
1962年　熊本県人吉市生まれ。
1987年　東洋大学大学院文学修士課程修了。
　　　　三多摩フィリピン資料センターに勤務。
1996～2004年　日本子孫基金（現・食品と暮らしの安全基金）に勤務。
現　在　科学ジャーナリスト。
　電磁波、健康食品、シックハウス、環境ホルモンなど身の回りの危険な物質の調査・研究、安全な製品の開発などに取り組んでいる。
主　著　『危ない電磁波から身を守る本』（コモンズ、2003年）、『IH調理器を買う前に必ず読む本』（近代映画社、2007年）、『しのびよる電磁波汚染』（コモンズ、2007年）、『身近なお店で買える！家計も節約できる！安心安全食品ガイド』（洋泉社、2009年）。
共　著　『遺伝子操作食品の避け方』（コモンズ、2000年）、『食べるな、危険！』（講談社、2002年）、『食べたい、安全！』（講談社、2003年）。

〈シリーズ〉安全な暮らしを創る13
危ない健康食品から身を守る本
二〇〇五年一一月一日　初版発行
二〇一〇年一〇月一〇日　4刷発行
著　者　植田武智

発行者　大江正章
発行所　コモンズ
東京都新宿区下落合一―五―一〇―一〇〇二
TEL〇三（五三八六）六九七二
FAX〇三（五三八六）六九四五
振替　〇〇一一〇―五―四〇〇一二〇
info@commonsonline.co.jp
http://www.commonsonline.co.jp/
印刷／東京創文社・製本／東京美術紙工
乱丁・落丁はお取り替えいたします。
ISBN 4-86187-013-5 C 0036